Ganzheitlich gesund

Ann Holdway

KINESIOLOGIE
Der goldene Schlüssel zur
Weisheit des Körpers

Ann Holdway

Kinesiologie

Der goldene Schlüssel zur
Weisheit des Körpers

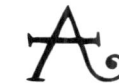

AURUM VERLAG · BRAUNSCHWEIG

Das englische Original erschien 1995 unter dem Titel „Kinesiology. Muscle Testing and Energy Balancing for Health and Well-
Being" im Verlag Element Books Ltd., Shaftesbury, Dorset.

Ins Deutsche übersetzt von Kamala Kiel
Titelillustration: Andrea Heissenberg
Titelfoto: Bavaria Bildagentur

Die Deutsche Bibliothek – CIP-Einheitsaufnahme

Holdway, Ann
Kinesiologie: der goldene Schlüssel zur Weisheit des Körpers /
Ann Holdway. [Ins Dt. übers. von Kamala Kiel]. - 2. Aufl. -
Braunschweig: Aurum-Verl., 1997
(Ganzheitlich gesund)
Einheitssacht.: Kinesiology <dt.>
ISBN 3-591-08381-X

1. Auflage 1996
2. Auflage 1997
ISBN 3-591-08381-X
© 1995 Ann Holdway
© der deutschen Ausgabe Aurum Verlag GmbH, Braunschweig
Gesamtherstellung: Westermann Druck Zwickau GmbH

INHALT

DANKSAGUNG

Dankbar verneige ich mich vor Dr. George Goodheart, dem „Vater" der Angewandten Kinesiologie (*Applied Kinesiology*), und ein besonderes Dankeschön geht an John F. Thie, der visionäre Einsicht, Weisheit und Mut bewiesen hat, als er dieses Wissen durch *Touch for Health* (Gesundheit durch Berührung) an Menschen ohne medizinische Ausbildung weitergab. Ohne ihn hätte sich die Kinesiologie nicht so schnell und in so unterschiedliche Richtungen weiterentwickeln können und wäre längst nicht so vielen Menschen überall auf der Welt zugänglich geworden. Katrina Duncan danke ich für ihre Hilfe und all die Sachkenntnis, mit der sie das Manuskript zu diesem Buch gelesen hat. Und last but not least danke ich allen Praktizierenden der Kinesiologie, die so freundlich waren, wertvolle Informationen beizutragen.

EINFÜHRUNG

Im Jahre 1977 war ich zum ersten Mal Zeuge einer kinesiologischen Behandlung, und was mich dabei am meisten verblüffte, war die unmittelbare Reaktion der behandelten Person. Der Behandler setzte sich über einen Prozeß, den ich später als Muskeltesten näher kennenlernen sollte, mit dem Körper der freiwilligen Testperson in Verbindung, stellte fest, was dieser benötigte, massierte einige Körperteile oder berührte sie einfach und bewirkte damit eine sofortige Wandlung. Als Kosmetikerin und Fitneßberaterin war auch ich durchaus in der Lage, Veränderungen herbeizuführen, die allerdings Zeit und Mühe erforderten und meist nur mit Hilfe von Cremes, Lotionen, Geräten, Diätplänen und Körperübungen zu erreichen waren. Absolut neu war mir jedoch, daß es genügen sollte, sich mit jemandem in Verbindung zu setzen und von seinem Körper eine Information zu bekommen, die dann verwendet werden konnte, um eine unmittelbare Wandlung herbeizuführen. Das war meine erste Begegnung mit der Kinesiologie, und ich wollte mehr darüber erfahren.

Ich ließ mich in *Touch for Health* (Gesundheit durch Berührung) ausbilden und arbeitete mit dem damals aktivsten Lehrer, Brian Butler, zusammen. Wir verbrachten die meisten Wochenenden damit, diese Informationen an andere weiterzugeben. Als ich anfing, die erlernten Techniken in meine Arbeit einzubeziehen, hielten einige meiner Klienten mich für eine *Hexe*. Wie sollten sie es sich sonst erklären, daß Schmerzen durch eine Berührung verschwanden und sie sich nach einer Sitzung frei bewegen konnten, nachdem ihre Gelenke jahrelang steif gewesen waren, oder daß ein Muskel plötzlich bretthart wurde, wenn sie ein bestimmtes Lebensmittel in den Mund nahmen? Seit ihren Anfängen hat sich die Kinesiologie in zahlreiche Richtungen entwickelt, und dieser Prozeß ist noch lange nicht abgeschlossen. Für mich hat Kinesiologie nach wie vor etwas Magisches an sich, und hin und wieder ertappe ich mich, wie ich denke: „He, das funktioniert ja wirklich."

Worin besteht die Magie der Kinesiologie? Einfach darin, daß man mit der angeborenen Intelligenz des Körpers und seiner Fähigkeit zur Selbstheilung arbeitet. Letzteres ist etwas, das man immer dann erfährt, wenn man sich in den Finger schneidet und die Wunde sofort zu heilen beginnt, ohne daß man einen weiteren Gedanken daran verschwendet. Wir selbst erschaffen das Leben, das wir führen, und zwar jeden Tag aufs neue. Die Vorstellung, daß Problemlösungen – sei es im Bereich Gesundheit, Beziehung oder Selbstentfaltung – vom jedem Menschen individuell gefunden werden müssen, setzt sich immer mehr durch. Jeder von uns ist einzigartig mit einem genetischen Muster, das sich von jedem anderen in der Welt unterscheidet. Und das bedeutet, daß Sie selbst die beste Quelle aller Information über sich selbst sind. Keine *Autorität* der Welt, wie gut ausgebildet und informiert sie auch sein mag, kann Ihre innere Wahrheit besser kennen als Sie selbst. Ihr Körper kennt die richtigen Antworten auf alle Fragen, die Sie selbst betreffen. Die Kinesiologie ist der goldene Schlüssel zu diesem Wissen. Bewußtsein ist das Wesentliche. Je mehr Sie über Ihren Geist und Körper wissen, je besser Sie darüber informiert sind, wie sie funktionieren und was sie brauchen, desto leichter wird es Ihnen fallen, sich das Leben zu erschaffen, das Sie sich wünschen. Die Bedürfnisse eines jeden Menschen sind unterschiedlich. Sie haben nur einen Körper, der ein Leben lang hält, Sie sind sein Freund und Beschützer, Sie spielen die Hauptrolle in diesem niemals wiederkehrenden Erleben Ihrer Existenz. Finden Sie also heraus, was für Sie funktioniert. Leben bedeutet zu leben, zu lieben und zu lernen, und wir lernen unser ganzes Leben lang hinzu.

Kinesiologie ist ein Produkt des zwanzigsten Jahrhunderts und gehört zu den am schnellsten wachsenden Systemem der Gesundheitspflege. Viele Menschen, vom Büroangestellten bis zum Sportler, bedienen sich ihrer, um ihr Wohlbefinden zu verbessern, Schmerzen in Schach zu halten, Streß zu vermindern, ihre Leistung zu steigern und ihre Gesundheit zu verbessern. Ärzte, Zahnärzte, Lehrer, Sporttrainer, Chiropraktiker, Kräuterkundige, Osteopathen, Ernährungswissenschaftler und viele andere Naturheilkundige wenden sie in ihrer Arbeit an. Diese Einführung in die Welt der Kinesiologie möchte Ihnen erklären, was Kinesiologie ist, wo sie zu helfen vermag, was von einer kinesiologischen Behandlung zu erwarten ist und wie Sie sich mit Kinesiologie selbst helfen können, Außerdem erfahren Sie etwas über die Schulen und Richtungen der Kinesiologie und darüber, wohin Sie sich wenden müssen, wenn Sie praktische Kenntnisse erwerben wollen.

WAS IST KINESIOLOGIE?

Traditionelle Kinesiologie bezieht sich auf das Studium der Muskeln und der Bewegung im Körper und wird als solches von zahlreichen Trainern, Physiotherapeuten und Fitneßberatern angewendet. Nach inzwischen über dreißig Jahren der weltweiten Anwendung hat das Wort Kinesiologie eine neue Bedeutung bekommen: ein System der Naturheilkunde, das Therapeuten auf der Grundlage von manuellem Muskeltesten anwenden. Davon handelt dieses Buch.

Jahrelang war es eine der schwierigsten Aufgaben für die Kinesiologen, eine einfache und präzise Antwort auf die Frage „Was ist Kinesiologie?" zu geben. Das überrascht nicht, denn Kinesiologie ist eine sehr praktische Therapie, und es ist weitaus einfacher, selbst zu fühlen, was ein Muskeltest ist, zu erfahren, was sich verändert, zu sehen, wie der Körper auf alltägliche Belastungen reagiert, als dieselbe Information einer Anzahl von Worten zu entnehmen. Dennoch werde ich jetzt einige Definitionen zitieren, die diese Frage vielleicht beantworten können.

Kinesiologie ist ein System, das traditionelle orientalische (chinesische) Vorstellungen vom Energiefluß, wie wir sie aus der Akupunktur und Akupressur kennen, mit dem im Westen gebräuchlichen Muskeltesten verbindet. Es geht darum, eine Energiebalance im Körper herzustellen, und zwar durch die Beseitigung von Giften, das Auflösen von Energieblockaden, die Verminderung von

Spannung und die Steigerung der natürlichen Selbstheilungskräfte.

Alternative Health Care for Women von Patsy Westcott und Leyardia Black

Diese Synthese von Techniken beinhaltet Fertigkeiten aus der modernen Chiropraktik, Naturheilkunde, Osteopathie und der alten chinesischen Akupunktur.

Touch for Health – Vorwort von Dr.B.J. Dewe

Kinesiologie bedeutet wörtlich *Studium der Körperbewegung* und ist ein ganzheitlicher Ansatz zur Balancierung der Bewegungen und der Interaktion im Energiesystem eines Menschen. Sorgfältige Sondierung der Muskelreaktion zeigt die Bereiche an, in denen Blockaden und Unausgewogenheiten das physische, emotionale oder energetische Wohlbefinden beeinträchtigen. Mit derselben Methode lassen sich auch die Faktoren bestimmen, die zu derartigen Unausgewogenheiten beitragen. Die natürliche Heilkraft des Körpers wird angeregt durch das Berühren der Reflex- und Akupressurpunkte, durch spezielle Körperbewegungen und erfährt Unterstützung durch bestimmte Nährstoffe. Dies kann zu einem gesteigerten physischen, mentalen, emotionalen und spirituellen Wohlbefinden führen.

Kinesiology Federation (Großbritannien)

Wenn Ihnen noch nichts klarer geworden ist, lesen Sie weiter, und das Mysterium wird sich offenbaren.

Wie alles angefangen hat

Die Kinesiologie entstammt dem innovativen und forschenden Geist eines amerikanischen Chiropraktikers,

Dr. George Goodheart. Im Jahre 1964 begann Goodheart Muskeltests einzusetzen, um festzustellen, wie wirksam seine Behandlungen waren. Vor und nach einer Ausgleichung der Wirbelsäule testete er eine Reihe von Muskeln und erhielt so ein nützliches Feedback darüber, wie effektiv eine bestimmte Manipulation für das Leiden war, an dessen Heilung er arbeitete. Das veranlaßte ihn auch dazu, Muskelspasmen eingehender zu erforschen. Goodheart stieß auf ein sich wiederholendes Problem, daß nämlich bei einigen seiner Patienten der von Steifheit und Schmerz begleitete Muskelspasmus erneut auftrat, sobald sie ihre gewohnte Lebensweise wieder aufnahmen.

Er gewann seine erste Einsicht in die Offenbarung, daß es andere Möglichkeiten gab, Schmerzen zu mindern und Mukelbalance wiederherzustellen, als er einen Patienten behandelte, der an heftigen Schmerzen litt und dessen äußerer Oberschenkelmuskel (Tensor fascia lata) beim Testen ständig *nicht sperrte* (erklärt auf Seite 25). Während er noch überlegte, was als nächstes zu tun sei, massierte Goodheart kräftig die ganze Außenseite des Oberschenkels. Zu seiner großen Überraschung hielt der Muskel seine Position, als er erneut getestet wurde, und der Schmerz verschwand. Von diesem Anfangserfolg angespornt begann Goodheart andere *schwache* Muskeln zu massieren, allerdings ohne ein ähnliches Ergebnis zu erzielen. Erst viel später fand er heraus, daß er eine mit dem lymphatischen System verbundene Stärkungstechnik (Chapmans Reflexe, erklärt auf Seite 47) wiederentdeckt hatte.

Zum ersten wahren Durchbruch kam es, als Goodheart einen jungen Mann behandelte, der schwer körperlich arbeiten mußte und große Probleme hatte, weil sein Schulterblatt immer heraussprang. Goodheart testete den Musculus serratus anterior, der das Schulterblatt nach vorn bewegt. Dabei stieß er auf schmerzhafte Stellen in dem Bereich, wo der Muskel am Brustkorb ansetzt, und massierte diese. Er fühlte Knötchen unter seinen Fingern, die zu verschwinden schienen, wenn er kräftig massierte. Als er den Muskel erneut testete, war dieser stärker geworden und blieb fest. Goodheart gab diese Information an andere Chiropraktiker weiter, und diese Methode der Muskelstärkung wurde als *Muskelursprungs- und Muskelansatz-Massage* bekannt.

Goodheart experimentierte weiter. Er stellte fest, daß immer, wenn ein Muskel schwach war, der entsprechende Muskel (der Muskel auf der gegenüberliegenden Seite des Körpers) gespannt zu sein pflegte, und daß sich nach einer Korrektur der Schwäche auch die anderen gespannten oder verkrampften Muskeln entspannten, obwohl sie nicht unmittelbar behandelt worden waren. Er schloß daraus, daß nicht der verkrampfte Muskel das Problem war, sondern vielmehr der *schwache*, der die übermäßige Straffheit und Spannung anderer Muskeln erst verursachte. Das läßt sich mit einer Schwingtür vergleichen, die von zwei Sprungfedern an ihrem Platz gehalten wird; solange eine gleichmäßige Spannung vorhanden ist, funktioniert alles gut. Wenn man die Tür aufstößt, gibt eine Sprungfeder nach, während die andere zusammengedrückt wird, und dann schwingt die Tür in ihre gewohnte Position zurück. Wenn sich jedoch eine Sprungfeder lockert, strafft sich die andere, verheddert sich, und die Tür kann nicht mehr ungehindert schwingen. Die Tür zu ölen oder die verheddert Sprungfeder zu bearbeiten, bringt das System nicht wieder in Balance. Zur Wiederherstellung der Balance muß man die schwache Sprungfeder ersetzen oder verstärken.

So verhält es sich auch bei Muskeln. An jeder Bewegung, die ein Muskel ausführt, ist ein anderer Muskel oder eine Muskelgruppe beteiligt – ein Muskel zieht sich zusammen, und der andere entspannt sich. Wenn Sie die Hand auf den Tisch legen und mit den Fingern trommeln, können Sie genau beobachten, wie die Muskeln an beiden Seiten des Unterarms sich abwechselnd entspannen und zusammenziehen, um die Bewegung der Finger zu erzeugen.

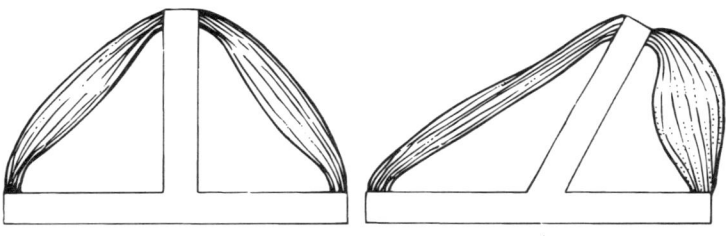

Normaler Muskeltonus   *Schwacher Muskeltonus,*
                             der Spannung im gegenüber-
                             liegenden Muskel verursacht

Diese einfache Entdeckung – daß man zur Wiederherstellung der Balance an dem gegenüberliegenden schwachen Muskel arbeiten muß und nicht an dem gespannten – war revolutionär. Die damals übliche Praktik bestand darin, nur den überspannten schmerzhaften Muskel zu massieren und eventuell Manipulation anzuwenden, um Knochen auszugleichen. Dies linderte vorübergehend die Schmerzen und entspannte den Muskel, aber irgendwann setzte der Krampf wieder ein, denn das grundsätzliche Problem des schwachen Muskels war nicht angegangen worden. Genau wie bei einem Zelt alle Spannschnüre gleichmäßig sein müssen, um einen festen Aufbau zu gewährleisten, müssen alle Muskeln im Körper gleich gut arbeiten, damit die Balance bewahrt werden kann. Goodheart hat uns eine neue Art präsentiert, mit den Muskeln zu arbeiten, um Schmerz und Spannung zu lindern, aber er wußte noch nicht, was die Schwächung des Muskels in erster Linie verursachte.

Während Goodheart sein neugefundenes Prinzip, nämlich an den schwachen Muskeln zu arbeiten, anwandte, suchte er nach weiteren Techniken zur Wiederherstellung der Körperbalance. Im Jahre 1965 beobachtete er, daß es eine deutliche Stärkung von Muskeln bewirkte, wenn anscheinend nicht damit in Beziehung stehende Körperpartien kräftig massiert wurden. Diese Partien waren häufig empfindlich, und diese Empfindlichkeit verschwand nach der Massage. Er entdeckte, daß diese Punkte zu einer weiteren Ansammlung von Reflexpunkten gehörten (als Chapmans Reflexe und neurolymphatische Reflexe bekannt, Seite 47), die von einem Osteopathen, Frank Chapman, bestimmt worden waren und halfen, die Funktion des lymphatischen Systems zu verbessern. Goodheart erkannte bald, daß diese Reflexe mit jenen in Verbindung standen, die er ganz zufällig bei der Behandlung des jungen Mannes entdeckt hatte, dessen Musculus fascia lata sich nicht stärken wollte. Damit war der Anfang gemacht für eine Verbindung verschiedener Stärkungstechniken zur Korrektur schwacher Muskeln, die die Arbeit am Blutkreislauf, der Ernährung, den Emotionen, den Meridianen, den Akupunkturpunkten und dem Energiefluß einbezogen.

Goodheart gab sein Wissen an andere Chiropraktiker weiter und demonstrierte seine Entdeckungen in Seminaren, Kursen und auf Tagungen. Er nannte dieses neue System *Applied Kinesiology* (Angewandte Kinesiologie) und gründete im Jahre 1973 das *International College of Applied Kinesiology*, abgekürzt ICAK.

Die Triade der Gesundheit

Alles, was wir tun, sei es Essen, Denken, Gehen oder Fallen, wird aufgezeichnet und übt eine Wirkung auf den ganzen Körper aus. Wenn Sie Schmerzen in einem Bein haben und das Körpergewicht verlagern, um den Schmerz zu lindern, müssen sich alle Muskeln im anderen Bein und Fuß entsprechend mehr anstrengen, was Ihre Haltung und Ihren Gleichgewichtspunkt verändert. Dies verursacht wiederum verklemmte Gelenke und gedrückte Blutgefäße, was den Blutkreislauf behindert und damit die Versorgung der Organe mit Nährstoffen beeinträchtigt sowie die Hormonproduktion verändert. Das bedeutet, daß Ihre Körperchemie aus der Balance geraten ist, was wiederum jede einzelne Zelle Ihres Körpers beeinträchtigt. Auch wenn Ihr Denken und Fühlen aus der Balance gerät, bedeutet das eine Haltungsänderung, einen verengten Bereich, einen Schmerz und möglicherweise den Beginn eines Teufelskreises.

Der Körper ist eine interaktive Einheit, ein Ganzes mit vielen unterschiedlichen Teilen, Systemen und Funktionen, die miteinander verbunden sind und sich gegenseitig beeinflussen. Einige Dinge, die wir tun, können ein Ungleichgewicht in unserem Körper verursachen. Der Körper sendet oft Warnsignale, daß nicht alles in Ordnung ist – Schmerzen, kleinere Verdauungsstörungen, allgemeine Ermüdung, Anspannung, Konzentrationsmangel, anscheinend grundloses Weinen und so weiter. Leider beachten wir diese Warnungen nicht immer und unternehmen erst dann etwas, wenn der Körper zusammenbricht.

Alles, was wir tun, hat eine Wirkung auf den Körper als Ganzes. Daher kümmert sich die Kinesiologie wie viele andere ganzheitliche Therapien um den ganzen Menschen und nicht nur um die Symptome. Kinesiologie zieht den emotionalen, ernährungsbedingten und physischen Zustand und die Lebensweise eines Menschen in Betracht, denn all dies trägt zum ganzen Bild bei und befindet sich in Wechselwirkung miteinander. Diese Wechselwirkung bedeutet, daß jeder Bereich von jedem anderen abhängt, und daher kann ein Problem in irgendeinem Bereich Störungen in jedem anderen verursachen. Wenn nur ein Bereich berücksichtigt wird, ist das Problem nicht gelöst und wird höchstwahrscheinlich wieder auftreten. Die Behandlung von Schmerzen im unteren Rücken könnte zum Beispiel in Manipulation, Ausgleichung der Wirbelsäule oder Schmerzmitteln bestehen. Wenn der betroffene Mensch jedoch täglich zehn Tassen starken Kaffee trinkt, was seinen Lendenmuskel (Stabilisator der Hüfte) schwächt, beruflich angespannt ist und ein unbefriedigendes Familienleben führt, ist es unwahrscheinlich, daß physische Behandlung allein anhaltende Besserung bringt. All diese Aspekte müssen berücksichtigt werden, wenn dieser Mensch imstande sein soll, wieder richtig und schmerzfrei zu funktionieren.

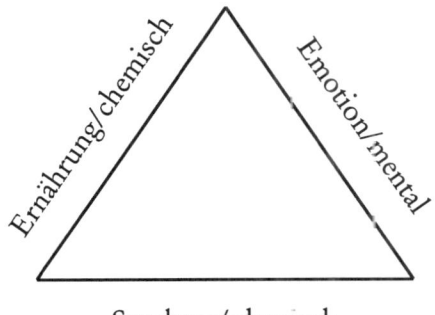

Die Triade der Gesundheit

In der Kinesiologie wird die Triade der Gesundheit oft mit einem Dreieck dargestellt: *Struktur/physisch, Ernährung/chemisch, Emotion/mental.* Jeder Aspekt kann jeden anderen beinflussen, und es geht darum, die Balance zwischen ihnen wiederherzustellen. Muskeltesten kann helfen, die zugrundeliegende Ursache von Problemen zu bestimmen und zu enthüllen, was erforderlich ist, um sie anzugehen.

Folgendes Beispiel zeigt, wie ein zugrundeliegender Ernährungsmangel ein physisches Ungleichgewicht verursachen kann – eine Verbindung, die ohne Kinesiologie nicht offensichtlich gewesen wäre. Bei einem Klienten des Kinesiologen Michael Kent lag folgendes Problem vor: Sein Kopf bewegte sich ständig und schwang außerdem jedesmal drastisch nach einer Seite. Er hatte keine Kontrolle über diese Bewegungen. Er wurde kinesiologisch mit viel Körperarbeit behandelt und bekam Mangan zum Einnehmen, da sein Körper anzeigte, daß er dieses Mineral benötigte. Fünf Monate lang besserten sich die Symptome nicht, aber bei jeder Sitzung ergab der Muskeltest einen fortgesetzten Bedarf an Mangan. Im sechsten Monat rief der Klient an, um mitzuteilen, daß sein Kopf zunächst eine Stunde lang aufgehört hatte, sich zu bewegen, dann einen ganzen Morgen lang, und seitdem ist das Problem nicht wieder aufgetreten.

Warum testen wir Muskeln?

Der Körper speichert die Traumen unseres Lebens in den Muskeln, und jeder Muskel kann eine Geschichte seines Gebrauchs und seiner Erfahrungen erzählen. Die Muskeln sind Teil des Kommunikationssystems des Körpers. Von den Muskeln werden Signale ins Rückenmark geschickt, das sie zum Gehirn weiterleitet. Dort werden sie empfangen, ausgewertet, und dann wird eine Antwort zurückgesendet, die dazu führt, daß eine Handlung stattfindet – alles in Bruchteilen von Sekunden. Die Handlung könnte darin bestehen, mit einer Bewegung auf die Verlagerung des Gleichgewichtspunktes zu reagieren, die Körpertemperatur zu verändern, Hormone freizusetzen, ein Gefühl zu erzeugen und so weiter. Diese Art von Kommunikation findet ständig in unserem Körper statt, und wenn wir Muskelreaktionen sondieren, stellen wir uns auf dieses neurologische System ein.

Stellen Sie sich Ihren Körper als ein riesiges Telefonsystem vor, in dem das Gehirn die Hauptvermittlung darstellt und all diese Nachrichten aus den Muskeln (Telefonen) die Nervenbahnen (Telefonleitungen) entlang durch die Rückgratwirbel (Ortsvermittlungen) in den Hauptkanal (dicke Telefonleitungen) geleitet werden – das Rückenmark. Und Sie wissen, was manchmal geschieht: schlechte Verbindungen, unterbrochene Gespräche, ständig besetzte Leitungen, Zusammenbruch von Verbindungen, Leitungsstörungen. Nun wird klarer, warum unsere inneren Botschaften manchmal auch verwirrt sind. Muskeltesten ermöglicht uns, das Kommunikationssystem des Körpers anzuzapfen, wenn nötig, einige dieser Telefonleitungen zu entwirren, die richtigen Tasten zu drücken und den Körper wieder in Balance zu bringen.

Muskeltonus, Energie und Funktion

Es gibt ungefähr 650 Muskeln, die das Fleisch des Körpers bilden und etwa die Hälfte des Körpergewichts ausmachen. Die Muskeln bewegen die Knochen und sind mit Sehnen daran befestigt. Bei einer Befestigung handelt es sich um den Muskelursprung, der fest ist, bei der anderen um den Muskelansatz, der beweglich ist. Wenn ein Muskel sich zusammenzieht, wird der Ansatz zum Ursprung gezogen. Wie zuvor beschrieben, entsteht Bewegung durch die koordinierte Tätigkeit von Muskelpaaren, die sich zusammenziehen und entspannen. Die Muskeln befinden sich immer in einem Zustand leichter Spannung (Muskeltonus), was den Körper in seiner aufrechten Haltung hält und es den Muskeln ermöglicht, rasch zu reagieren und aktiv zu werden.

Die Muskelleistung wird erhöht durch die Energie, die aus allen Körpersystemen ungehindert durch den Muskel fließt. Wenn die Energie blockiert oder abgeschaltet ist, arbeitet der Muskel unterdurchschnittlich. Sie sind sich dessen wahrscheinlich nicht bewußt, denn der Körper tut sein Bestes, um jede übermäßige Anspannung oder Anstrengung auszugleichen, die wir ihm aufbürden. Aufgrund seiner Fähigkeit, sich selbst zu regulieren und auszugleichen, wird er oft allein mit dem Streß fertig und bringt sich selbst wieder in Balance. Kinesiologie hilft uns, eine Feineinstellung in uns vorzunehmen, wenn wir nicht mit uns im Einklang sind; sie gibt uns einen Satz Werkzeuge, den wir gebrauchen können, um die Selbstheilungskräfte des Körpers zu mobilisieren. Es ist wie bei der Skala an Ihrem Radio: ein wenig Abweichung von der richtigen Frequenz, und Sie bekommen Kauderwelsch; wenn Sie eine genaue Einstellung vornehmen, verschwindet das ganze Chaos, und Sie haben einen klaren Empfang.

Kinesiologie beruht auf der Tatsache, daß die Stimme des Körpers niemals lügt. Manchmal verstehen wir nicht, was der Körper uns mitzuteilen versucht, aber das ändert nichts an der Tatsache, daß der Körper ständig äußerlich ausdrückt, was innerlich vor sich geht.

Vorwort von Dr. Sheldon Deal in *Balanced Health*

Muskeltesten

Muskeltesten ist eines der in der Kinesiologie angewandten universalen Mittel, durch das der Therapeut das Kommunikationssystem des Körpers erreicht, Information darüber gewinnt, was mit dem Menschen los ist, aufgrund der erhaltenen Information handelt und schließlich nachprüft, ob die Behandlung wirksam gewesen ist. Der Muskeltest nach der Behandlung gibt nicht nur dem Therapeuten Auskunft darüber, wie wirksam die Korrektur ist, sondern informiert auch den Körper, daß eine Veränderung stattgefunden hat – indem diese Information an andere Muskeln weitergegeben wird, können sie sich alle der Veränderung anpassen. Muskeln, die sich verspannt haben, entspannen sich, stellen sich neu auf einen geeigneten Tonus ein und gewinnen eine haltungsgerechte Ausrichtung zurück. Wenn Muskeln eine neue Botschaft empfangen haben, bedarf diese der Bekräftigung. Alte Gewohnheiten sind schwer zu brechen, wie wir alle wissen. Erneutes Testen verankert die Veränderung im Körpersystem.

Für die Sondierung legt der Betreffende sich vollständig angezogen auf eine Massageliege. Arme und Beine liegen in bestimmten Stellungen, um den Muskel so weit wie möglich zu isolieren. Dann wird ein sanfter Druck ausgeübt, der in die Richtung drängt, in der der Muskel sich ausdehnt (ihn aus der Kontraktion bringt). Dieser Druck wird einige Sekunden lang gehalten und dann gelöst. Wenn der Muskel die Position nicht halten kann, erfolgt eine Behandlung, etwa Massage oder Berührung der Reflexpunkte. Der Therapeut testet den Muskel anschließend erneut, um festzustellen, ob die Behandlung wirksam gewesen ist. Das gehört zu dem, was besonders ist an Kinesiologie: Man bekommt sofort eine Antwort. Ihr Körper sagt Ihnen: „Ich brauche etwas davon, denn es hilft mir, wirksamer zu funktionieren" oder: „Nein, das ist nicht, was ich brauche."

Manuelles Muskeltesten wurde ursprünglich zur Einschätzung von Verletzungen in Versicherungsfällen angewandt. Das Verfahren wurde in den späten 1940er Jahren von Kendal, Kendal und Wandsworth entwickelt und bediente sich verschiedener Meßgeräte, um die Stärke eines Muskels zu messen. Die Ergebnisse des Tests halfen, die Höhe der zustehenden Entschädigung zu ermitteln.

Die Tests sind darauf angelegt, einen Muskel oder eine Muskelgruppe weitmöglichst dadurch zu isolieren, daß der Muskel in seine äußerste Kontraktion gebracht wird. Sie können dies selbst fühlen, wenn Sie eine Hand auf den oberen Brustbereich legen, während Sie den anderen Arm in Schulterhöhe zur Seite ausstrecken. Schwenken Sie nun den Arm vor Ihren Körper, so daß er einen rechten Winkel dazu bildet; während Sie dies tun, fühlen Sie, daß der Muskel unter Ihrer Hand kürzer und dicker wird. Das geschieht mit einem Muskel in der Kontraktion. Dann wird manueller Druck auf den Arm ausgeübt, um festzustellen, ob er die Position halten kann. In der Kinesiologie mißt man nicht die Stärke an sich, sondern die neurologische Reaktion des Muskels und seine Fähigkeit, zu sperren.

Muskeltesten in der Kinesiologie unterscheidet sich von der ursprünglichen Form des Muskeltestens in dreifacher Weise:

1. Es wird nicht die Kraft oder die Stärke des Muskels gemessen.
2. Es geht um die Einschätzung des Nervensystems, das die Muskelfunktion kontrolliert.
3. Der zeitliche Ablauf ist verändert worden. Wenn der zu testende Arm oder das Bein in die geeignete Position gebracht worden ist, erfolgt eine absichtliche Pause von ungefähr zwei Sekunden, bevor Druck ausgeübt wird. Das gibt dem Körper Zeit, um die erfolgten

Veränderungen aufzuzeichnen, sich daran anzupassen und früher im Muskel gespeicherte Daten abzurufen.

Aus dem früheren Testen sind die Begriffe *schwach* und *stark* übernommen worden, obwohl dies nicht wirklich beschreibt, was wir suchen, wenn wir den Muskel testen, oder wie der Muskel reagiert. Dennoch werden Sie die Worte *schwach* und *stark* in der gesamten Kinesiologie immer wieder hören. Zur Beschreibung der Muskelreaktion sind *eingeschaltet, ausgeschaltet, gesperrt* oder *nicht gesperrt* vielleicht geeignetere Begriffe. Die Muskeln Ihres Körpers schalten sich ständig ein und aus, um Bewegung zu verursachen, wobei sie vorher aufgenommene Muster befolgen, die in Ihrem Gehirn gespeichert sind. Muskeltesten gebraucht diese zweifache Reaktion von ein/aus, schwach/stark. Die Muskeln sind an Energieschaltkreise *angeschlossen*, wenn sie arbeiten, oder *ausgeschaltet*, wenn ihre Leistung verringert ist. Wenn Sie nicht wissen, ob ein Muskel tatsächlich hält oder nicht, wenn er sich weich und zittrig anfühlt, dann können Sie das mit dem Flackern einer Neonröhre vergleichen. Um eine eindeutige Einschaltreaktion zu bekommen, müssen alle Nervenfasern zünden. Es geht uns also nicht um eine Demonstration von Kraft; wir wollen nur wissen, ob der Muskel seine Position halten kann, während Druck ausgeübt wird, oder nicht.

Indem wir das hochentwickelte Kommunikationssystem des Körpers durch Muskeltesten anzapfen, werden wir in die Lage versetzt, Ungleichgewichte wahrzunehmen. Der Körper tut sein Bestes, um durch einen Muskel die Schwäche in einem anderen auszugleichen. Durch Muskeltesten können wir den tatsächlichen Zustand des Körpers erkennen. Uns kommt es auf eine *Sperre* an. Eine Sperre liegt vor, wenn ein Muskel reagiert, indem er standhält und gegen den angewandten Druck

25

fest bleibt. Wenn der getestete Muskel sich weich anfühlt, zittert oder nachgibt, zeigt das an, daß Hilfe benötigt wird. Wenn eine Muskelschwäche festgestellt worden ist, stehen eine Reihe von Möglichkeiten zur Verfügung, um die Balance wiederherzustellen, von denen einige in späteren Kapiteln behandelt werden.

Genaues Muskeltesten ist eine Kunst, die viel Zeit und praktische Erfahrung erfordert und nicht ohne Tücken ist. Viele der Anwender begannen mit *Touch for Health* (Gesundheit durch Berührung – beschrieben im nächsten Kapitel), wo es darum geht, die grundlegenden Techniken der *Applied Kinesiology* (Angewandte Kinesiologie) für sich selbst, die eigene Familie und Freunde anzuwenden. Das ist eine ausgezeichnete Grundlage für die künftige Praxis, denn auf diese Weise lernen die Anwender ihren eigenen Körper kennen und erfahren, wie sich was anfühlt. Wenn sie später mit Klienten arbeiten, sind sie in der Lage, das, was sie dort fühlen, mit ihrer eigenen Erfahrung in Beziehung zu setzen.

Jeder kann Druck auf einen Arm oder ein Bein ausüben; Muskeltesten jedoch ist mehr als das. Es erfordert gute grundlegende Kenntnisse der Muskeln, darüber, wo sie liegen und was sie tun, kurz eine richtige Ausbildung und sehr viel Praxis. Es gibt viele Faktoren, die das Muskeltesten beeinflussen können, und wenn diese nicht in Betracht gezogen werden, sind die Ergebnisse unzuverlässig. Die meisten Anwender unterziehen sich vor jeder Sondierung einem *Clearing* (Seite 76). Muskeltesten ist ein bißchen wie das Spielen eines Musikinstrumentes. Man erwartet nicht, daß man gleich beim ersten Mal eine Melodie darauf spielen kann, und selbst wenn man die Fähigkeit beherrscht, muß man das Instrument jedesmal stimmen, bevor man zu spielen beginnt.

DIE ENTWICKLUNG DER KINESIOLOGIE

Mit dem allgemeinen Begriff Kinesiologie werden inzwischen sämtliche Richtungen beschrieben, die sich seit dem Beginn der *Applied Kinesiology* im Jahre 1964 entwickelt haben. Die Bezeichnung *Applied Kinesiology* bezieht sich *nur* auf das von George Goodheart entwickelte ursprüngliche System, und nur Absolventen des *International College of Applied Kinesiology* sind berechtigt, ihre Arbeit so zu nennen. Ausbildungen in *Applied Kinesiology* werden in der ganzen Welt von Diplominhabern des College angeboten, die als Lehrer bestätigt sind. Ausgebildet werden Berufstherapeuten mit medizinischem Hintergrund, die zur Diagnose befugt sind.

Touch for Health

Unter den Teilnehmern, die eifrig Goodhearts erste Seminare besuchten, befand sich ein junger Chiropraktiker namens John Thie. Wenn George Goodheart um Freiwillige für seine Demonstrationen bat, meldete sich John immer als erster. Es faszinierte ihn, die tiefgehenden Veränderungen, die durch diese relativ einfachen Techniken bewirkt wurden, am eigenen Leib zu erfahren. Er reiste meilenweit, um weitere Seminare zu besuchen, und begann das, was er lernte, mit Erfolg bei seinen Patienten anzuwenden.

Im Jahre 1965 schloß sich John Thie einer kleinen Gruppe an, die mit Goodheart an der Entwicklung von

Applied Kinesiology arbeitete. In seiner Praxis gab John einige der einfachen Übungen und Massagepunkte an seine Patienten weiter und ermutigte sie, zwischen den Behandlungen an sich selbst zu arbeiten, was ihre Genesungszeit sehr verkürzte.

John fand immer mehr, daß etwas von seiner Arbeit zum Nutzen aller an die breitere Bevölkerung weitergegeben werden sollte. Goodheart ging nicht darauf ein; er war der Ansicht, daß die Techniken bei den Profis bleiben sollten, wenn John Thie jedoch ein Buch für die breite Öffentlichkeit für nötig hielte, solle er es schreiben. John Thies Buch mit dem Titel *Touch for Health* wurde im Jahre 1973 veröffentlicht. Es präsentiert eine Verbindung von Techniken der *Applied Kinesiology* in einer Form, die jedermann zugänglich und verfügbar ist. Ein Buch genügte jedoch nicht. Die Menschen wollten das Muskeltesten demonstriert sehen, wollten wissen, wo zu massieren war, und dieser Bedarf führte zur Gründung des *Instructors Training Workshop* und der *Touch for Health Foundation*.

Touch for Health bot Menschen, die über kein medizinisch exaktes Wissen über ihren Körper oder seine Funktionen verfügten, einen einfachen, sicheren und wirksamen Weg, um Gesundheit und Wohlbefinden zu bewahren. John Thie wollte die Menschen befähigen, sich selbst zu besserer Gesundheit zu verhelfen, nicht anstatt der Betreuung durch Berufstherapeuten, sondern als Ergänzung dazu. Es handelt sich um ein Verfahren, das es dem Laien ermöglicht, sich derselben Methoden zu bedienen, die von Berufstherapeuten angewendet werden – die Funktion und Wirksamkeit von Muskeln zu sondieren und dann durch erneutes Einrichten oder Balancieren der Muskeln die natürlichen Energien des Körpers zu aktivieren und Gesundheit und Harmonie wiederherzustellen.

In der Anfangszeit mußte man nach Amerika reisen, wenn man *Touch for Health*-Lehrer werden wollte, so wie ich es im Jahre 1979 tat. In den frühen achtziger Jahren wurde die Ausbildung im Südpazifik, in Großbritannien und in Europa angeboten. Mit dieser Erweiterung und vor allem dank John Thies Vision, *Touch for Health* jedem zugänglich zu machen, begann der Siegeszug der Kinesiologie.

Touch for Health war nie als Therapieform gedacht. Dennoch interessierten sich zahlreiche Heilpraktiker und Therapeuten dafür und wandten die Verfahren bei ihren Klienten an. Für andere war *Touch for Health* der Einstieg in die Gesundheitspflege und inspirierte sie dazu, sich weiterzubilden und Anwender zu werden. Viele der Menschen, die die Wirksamkeit und den Erfolg des Muskeltestens durch *Touch for Health* kennenlernten, entwickelten selbst interessante und einzigartige Methoden und arbeiteten damit in weiteren ganz unterschiedlichen Bereichen. Diese neuen Richtungen werden ab Seite 60 beschrieben.

Dr. Bruce Dewe, Mitglied der Fakultät und Ausbilder von Lehrern für den Südpazifik, erweiterte das *Touch for Health*-Trainingsprogramm um Inhalte, die heute in der *Professional Kinesiology Practice* (siehe Seite 107) und von Dr. Sheldon Deal gelehrt werden.

Sheldon Deal, einer der ersten Absolventen von *Applied Kinesiology*, ist Gründungsmitglied des *International College of Applied Kinesiology (ICAK)* und Treuhänder der *Touch for Health Foundation*. Er teilt John Thies Vision, diese Techniken möglichst vielen Menschen zugänglich zu machen. Seit 1980 gibt Sheldon die jeweils neuesten Entwicklungen der *Applied Kinesiology* an *Touch for Health*-Lehrer und andere in Kinesiologie Ausgebildete weiter. Seine Kurse in *Advanced Kinesiology* (Weiterführende

Kinesiologie) finden in Großbritannien und den USA statt.

Das *International College of Applied Kinesiology* und die *Touch for Health Foundation*, zwei Organisationen, an deren Gründung John Thie beteiligt war, haben sich in unterschiedliche Richtungen entwickelt. Das *ICAK* wandte sich der Diagnostik und dem therapeutischen Eingriff zu. *Touch for Health (TFH)* bietet weiterhin ein Selbsthilfeprogramm für den Laien, macht Information frei verfügbar, stellt keine Diagnosen, verordnet nichts und behandelt keine benennbaren Krankheiten. Die Rolle der *TFH-Foundation* hat sich in den letzten Jahren gewandelt. Sie ist heute eine Forschungsorganisation. Die Lehrerausbildungsfakultät ist in das neu gegründete *International Kinesiology College* in der Schweiz verlegt worden.

Applied Kinesiology heute

Das im Jahre 1973 gegründete *International College of Applied Kinesiology (ICAK)* ist eine interdisziplinäre Organisation mit dem Ziel, Forschungsergebnisse und Ausbildungsinhalte im Bereich *Applied Kinesiology* zu koordinieren. Als „akademische Arena" ist sie in erster Linie der Wirkungskreis von Berufstherapeuten. Chiropraktiker, Osteopathen, Ärzte, Zahnärzte, Medizinstudenten und Kandidaten mit einer medizinischen Ausbildung von mindestens vier Jahren und einer Befugnis zur Diagnose können sich um Ausbildung und Mitgliedschaft beim *ICAK* bewerben. Der erste Teil der Ausbildung in *Applied Kinesiology* umfaßt 100 Stunden. Neue Entwicklungen und Forschungsprojekte werden in der Praxis drei Jahre lang streng getestet, bevor sie als bewährtes Material anerkannt werden.

Applied Kinesiology wird in den USA von zahlreichen Chiropraktikern und Ärzten angewendet. Viele Amerikaner suchen als erstes ihren Chiropraktiker auf, wenn sie sich unwohl fühlen, immer dann also, wenn wir zu unserem Hausarzt gehen würden. In der Regel sind diese Chiropraktiker so gut ausgerüstet, daß sie eventuell erforderliche vorbereitende Untersuchungen (etwa Bluttests und Röntgenaufnahmen), selbst durchführen können. Außerhalb der Vereinigten Staaten wird *Applied Kinesiology* von Schulmedizinern normalerweise nicht anerkannt. Das führte dazu, daß die Kinesiologie in anderen Ländern durch Heilpraktiker und Therapeuten bekanntgemacht wurde (von denen viele nicht zu einer medizinischen Diagnose befugt sind), weil diese ihren Wert erkannten und begannen, sie in ihrer Praxis anzuwenden.

Applied Kinesiology sondiert den Menschen nach dem Modell der Triade der Gesundheit (Seite 19) physisch, emotional und chemisch. Der Anwender testet bestimmte Muskeln, um Ungleichgewichte im Körper festzustellen, wählt dann die optimale Korrektur oder Therapie und überprüft anschließend erneut durch Muskeltesten, ob die Behandlung wirksam gewesen ist. Die Untersuchung bezieht die Krankengeschichte ein sowie eine Analyse der Haltung, der Subluxationen und Fixationen der Wirbelsäule (Schiefstellung, Verklemmung der Wirbel) und der Hirn-Rückenmarkflüssigkeit (bezogen auf die Bewegung der Knochen in Schädel, Kreuzbein und Becken). Dies wird, falls erforderlich, mit weiteren diagnostischen Maßnahmen verbunden, einschließlich Blut- und Urintests und Röntgenaufnahmen. Da die Kinesiologie aus der Chiropraxis hervorgegangen ist, werden auch Manipulationen und Weichteil-Korrekturen einen Teil der Behandlung bilden. Weitere Korrekturen, die in Verbindung mit

Applied Kinesiology Anwendung finden, werden im vierten und fünften Kapitel (Seiten 40–79) ausführlich beschrieben.

Jeder Mensch besitzt durch die seinem Körper innewohnende Intelligenz ein Potential zur Genesung. Dieses Genesungspotential, mit dem er ausgestattet ist, wartet nur auf Ihre Hand, Ihr Herz und Ihren Geist, um es in potentielles Sein zu bringen und die Genesung stattfinden zu lassen, die das natürliche Erbe des Menschen ist. Dies nützt dem Menschen, es nützt Ihnen, und es nützt unserem Beruf.

Dr. George Goodheart

Die Touch for Health – Balance

Die meisten Menschen erfahren etwas über *Touch for Health*, indem sie eine Demonstration sehen, an einem Kurs teilnehmen, ein Lehrbuch lesen oder die Techniken von Freunden lernen, um sie dann an ihre Familie und Freunde weiterzugeben. Das Muskeltesten wird im Sitzen oder Stehen vorgenommen, und gewöhnlich wird die Energiebalance von 14 Muskeln (einer für jeden Meridian) getestet. Dies geschieht entweder als Schritt-für-Schritt-Balancierung, bei der während des Testens aller 14 Muskeln jedes angezeigte Ungleichgewicht korrigiert wird; wenn notwendig, können weitere Muskeln getestet werden. Oder der/die Anwender(in) stellt zunächst alle Ungleichgewichte fest und sucht dann – unter Anwendung der im fünften Kapitel (ab Seite 60) beschriebenen, mit dem Meridianfluß verbundenen Methoden – nach einem Muster, das anzeigt, wo mit der Balancierung zu beginnen ist. Häufig klären sich nach der Auflösung der

Hauptblockade die anderen Ungleichgewichte von selbst (in der Form von Nachwirkungen).

Durch Muskeltesten erfahren Sie von Ihrem Körper, was nützlich und was schädlich für ihn ist. Der Körper heilt sich zwar selbst, aber auf diese Weise können Sie sich auf ihn einstellen und den Heilungsprozeß aktiv unterstützen. Da wir hier mit individuellen Antworten arbeiten, ist auch die Behandlung äußerst individuell und stützt sich nicht auf vorherige Erfahrung oder angesammeltes Wissen. Der augenblickliche Zustand aller Körpersysteme wird erfaßt – nicht der von letzter Woche oder morgen; es kommt allein darauf an, was jetzt ist.

Derzeit liegt die Betonung darauf, daß der Betreffende seinen eigenen Prozeß des Balancierens leitet, auch wenn er jemanden hinzuzieht, der nach seiner Anweisung auf seine Arme und Beine drückt. Der Mensch, der balanciert wird, leitet den Prozeß!

In jedem Mann, jeder Frau und jedem Kind liegt die Möglichkeit physischer Vollkommenheit. Jeder von uns kann sie durch eigenes Verstehen und eigene Bemühung erreichen.

F. Matthias Alexander
(„Vater" der Alexander-Technik)

WIE WIRKT KINESIOLOGIE?

Weil die Kinesiologie die individuellen Bedürfnisse eines jeden Menschen berücksichtigt, ist es nicht übertrieben zu behaupten, daß jeder davon profitieren kann, ob jung oder alt, fit oder krank. Sie kann bei 80 Prozent aller gesundheitlichen Probleme helfen, mit denen die Menschen ihren Arzt aufsuchen: Schmerzen verschiedenster Art, Verdauungsstörungen, Hautausschläge, Nervosität, Depression. Sie kann Hilfe leisten bei einer Wandlung der Einstellung, des Glaubenssystems und des Verhaltens. Sie kann helfen, Koordination, Lesen, Schreiben, sportliche Leistungen und künstlerische Fähigkeiten zu verbessern. Sie kann dazu dienen, empfindliche Reaktionen auf Nahrungsmittel und Ernährungsmängel, Allergien und Süchte zu entdecken. Wie? Indem sie alle Aspekte des Menschen einbezieht, Geist, Körper und Seele, und die Mittel bietet, um die Leistung nötigenfalls zu verbessern. Kinesiologie ist kein Allheilmittel, aber eine sehr genaue Methode, um Ungleichgewichte zu sondieren und zu korrigieren. Und was ist Krankheit letztendlich anderes als Ungleichgewicht?

Viele unserer Probleme hängen mit unserer modernen Lebensweise zusammen. In den letzten hundert Jahren hat sich unser Lebensstil fast bis zur Unkenntlichkeit verändert; Maschinen werden zur Erledigung der Hausarbeit eingesetzt, wir essen Nahrung, die raffiniert, verarbeitet oder behandelt worden ist, Chemikalien und Pestizide finden uneingeschränkte Anwendung, wir fahren anstatt zu gehen, und für viele Menschen ist Fernsehen der beliebteste Zeitvertreib. Unser Planet ist in Gefahr, und unsere Körper sind es auch. Antibiotika werden großzügig von einem jungen Alter an verordnet, obwohl sie dafür bekannt sind, daß sie freundliche Bakterien abtöten, die in unserem Körper leben. Sind wir noch in der Lage, wenn nötig eine ernstliche Infektion zu bekämpfen? Oder wird sich unser Körper so an all diese Medikamente gewöhnt haben, daß sie im Ernstfall nicht mehr die gewünschte Wirkung haben, und wird unsere eigene Widerstandskraft so erschöpft sein, daß sie ebenfalls unwirksam ist? Allergien nehmen rapide zu, ebenso wie Krebs und Aids, und all das belastet unser Immunsystem immer mehr.

Vorbeugen ist besser als heilen

Häufig können wir zwar nicht beweisen, daß wir mit bestimmten Maßnahmen eine Erkrankung verhindert haben, es ist jedoch offensichtlich, daß ernste Krankheiten – Herzkrankheit, Diabetes und so weiter – nicht über Nacht entstehen. Kleinere Ungleichgewichte zu entdecken und zu korrigieren, vermindert das Risiko, daß diese anwachsen und in einem späteren Stadium zu Krankheit führen. Ein Symptom ist eine Botschaft des Körpers, die den Menschen darauf aufmerksam macht, daß nicht alles in Ordnung ist. Die moderne allopathische Medizin verordnet oft Medikamente und chirurgische Eingriffe, um Symptome zu *heilen*. Die ganzheitliche Medizin hingegen betont, daß der Körper Selbstheilungskräfte besitzt und daß Symptome ein Zeichen sind, daß etwas nicht stimmt und der Körper sich verteidigt.

Die meisten von uns akzeptieren bereitwillig, daß Haushaltsgeräte und Fahrzeuge gewartet werden müssen, um sicherzustellen, daß sie gut funktionieren. Wir werden sogar gesetzlich gezwungen, die Straßensicherheit unseres Autos in regelmäßigen Abständen überprüfen zu lassen. Schenken wir unserem Körper dieselbe Aufmerksamkeit, oder warten wir, bis etwas schiefgeht? Oft unterschätzen wir die Weisheit unseres Körpers und ignorieren seine Bedürfnisse. Wenn der Körper jedoch nicht in Form ist, so ist seine Leistung unzuverlässig, und die Dinge beginnen bald, sich zu verschlechtern. In dem Kapitel über Selbsthilfe (ab Seite 80) finden Sie eine Menge einfacher Methoden, an sich selbst zu arbeiten, und je mehr Sie über Ihren Körper erfahren, desto schneller werden Sie wissen, welche Art von Hilfe Sie benötigen und wohin Sie sich wenden sollten.

Eine holistische Therapie

Die Kinesiologie ist eine ganzheitliche Therapie im wahrsten Sinne des Wortes, weil sie den Menschen als Ganzes behandelt, anstatt sich auf Symptome zu konzentrieren. Kinesiologie arbeitet mit dem Geist, den Emotionen und der Seele genauso wie mit dem Körper, um das Wohlbefinden auf allen Ebenen zu verbessern. Sie vertraut auf die körpereigene Integrität, anstatt sich über genaue Bezeichnungen oder Diagnosen von Funktionsstörungen Gedanken zu machen, und ermutigt den Körper auf sanfte Weise, zu Gesundheit und Balance zurückzukehren. Es ist wahrscheinlich, daß ein Schulmediziner Ihnen dieselbe Medizin oder Behandlung verordnet wie jemand anderem, wenn Sie dieselben Symptome zeigen. Die Kinesiologie hingegen kümmert sich weniger um Symptome als um die Frage „Was benötigt dieser Körper?" und kann oft auf erstaunliche Erfolge verweisen, wo andere Methoden versagt haben. Die Sondierungstechniken setzen die bloßen Vermutungen, was wie zu behandeln sei, dadurch außer Kraft, daß sie den Körper selbst enthüllen lassen, wo das Problem liegt und was benötigt wird, damit er sich selbst heilen kann.

Die Popularität der Kinesiologie beruht zu einem großen Teil auf ihrer Vielfältigkeit, denn ihre Anwendungsmöglichkeiten sind nahezu unendlich. Die folgende Aufstellung soll eine Vorstellung von der großen Vielfalt von Problemen vermitteln, bei denen Kinesiologie helfen kann und schon geholfen hat:

Akne	Gewichtsprobleme
Allergien	Halsschmerzen
Alpträume	Haltungsschäden
Angst	Hämorrhoiden
Arthritis	Handgelenkprobleme
Asthma	Hautstörungen
Atembeschwerden	Heuschnupfen
Augenprobleme	Hexenschuß
Befürchtungen	Hiatusbruch
Bettnässen	Hüftbeschwerden
Blasenbeschwerden	Ileozökalklappensyndrom
Bluthochdruck	Ischias
Blutzuckermangel	Karpaltunnelsyndrom
Brustentzündung	Katarrh
Candida	Knieprobleme
Chronisches	
Erschöpfungssyndrom	Konzentrationsmangel
Depression	Koordinationsmangel
Einstellungen	Kopfschmerzen
Ekzem	Krämpfe
Ellenbogenschmerzen	Launenhaftigkeit
Emotionaler Streß	Lernschwierigkeiten

Erinnerungsvermögen,
mangelndes
Erschöpfung
Eßstörungen
Fettsucht
Gelenkschmerzen

Nebenhöhlenentzündung
Ohrenschmerzen
Ohrensausen
Panikattacken

Peitschenhiebsyndrom
Periarthritis
Periodenschmerzen
Prämenstruelle Spannung
Prostatabeschwerden
Reizbarkeit
Reizdarmsyndrom

Rheumatismus
Rückenschmerzen
Schlaflosigkeit

Schleimbeutelentzündung
Schock
Schulterschmerzen

Migräne
Mentaler Streß
Müdigkeit
Muskelschmerzen
Nahrungsmittel-
Empfindlichkeit
Schwerfälligkeit
Schwindel
Sehstörungen
Selbstwertgefühl,
mangelndes
Senkfüße
Spannung
Sportverletzungen
Süchte
Überaktivität
Unfalltrauma
Unterer Rücken,
Beschwerden
Verdauungsstörungen
Verhaltensstörungen
Verletzungsschmerzen,
wiederholte
Wechseljahresbeschwerden
Weinen, grundlos

Diese Aufstellung mag Ihnen unglaublich lang vorkommen. Wenn Sie jedoch bedenken, daß jedes Ungleichgewicht in die Krankheit führen kann (ob des Körpers, des Geistes oder der Seele), wird sie schon sehr viel nachvollziehbarer. Klar ist dann auch, daß eine Korrektur dieses Ungleichgewichts zu guter Gesundheit und Ausgewogenheit führt.

Kinesiologie fördert die Lebenskraft im Körper und bringt sie in Balance. Nicht der Kinesiologe bewirkt die Heilung, sondern die Natur. Unterstützt durch gesunde Ernährung und angemessene Erholung kann sich der Körper selbst von Toxinen befreien, den Fluß der Energien wiederherstellen und negativen Streß auflösen.

TECHNIKEN ZUR HERSTELLUNG
DER ENERGIEBALANCE IM KÖRPER

Unsere Muskeln geraten oft aus der Balance; jeder neue Streßfaktor, dem wir ausgesetzt sind, kann den Ausschlag geben. Denken Sie sich selbst als ein elektrisch-energetisches Wesen mit all diesen Botschaften und vorher aufgezeichneten Anweisungen, die innerhalb Ihres ganzen Körpers übermittelt werden. Ein Zuwenig oder ein Zuviel in diesem System führt zu einer Funktionsstörung. Wenn der getestete Muskel nicht sperrt (die Position nicht hält), ist das ein Hinweis auf ein Ungleichgewicht in Ihrem Körper. Die Kinesiologie stellt sich auf die Energiekreise des Körpers ein und arbeitet mit ihnen. Die Behandlungsmethoden der Angewandten Kinesiologie stellen den Energiefluß der Körpersysteme wieder her und bewirken damit eine Wandlung. Dieser Wandel wird unter anderem als Verbesserung in der Muskelreaktion registriert – der Muskel sperrt.

Die in diesem Kapitel beschriebenen balancierenden Methoden bilden die Grundlage für die Korrekturbehandlungen in der Kinesiologie. Wir werden erfahren, wie sie mit den Körpersystemen interagieren und so den Heilungsprozeß fördern.

Energie

Die Lebenskraft ist nicht nur im Menschen eingeschlossen, sondern umstrahlt ihn auch wie eine leuchtende Kugel.

Paracelsus

Vitalität, Schwung, Begeisterung – das stellen sich die meisten von uns unter Energie vor, und das ist sie auch. Es steckt jedoch noch mehr dahinter. Energie befindet sich nicht nur in unserem Inneren, sondern umgibt uns auch, strahlt aus uns heraus. Das Wesen, das Sie sind, endet nicht an Ihrer Haut. Wir alle haben ein Energiefeld, eine Aura, die über die Begrenzung der Haut hinausgeht und die man fühlen und sehen kann. Diese Art von Energie bezeichnet man als *feinstofflich*. Einfach aufgrund der Tatsache, daß Kinesiologie eine *praktische* Therapie ist, treten wir durch Berührung in Wechselbeziehung mit dem Energiefeld, das uns umgibt. Diese Interaktion von Energiefeldern wird durch Surrogattesten (Seiten 73 ff.) deutlich, wobei man sich eines anderen Menschen als Stellvertreter bedient, um Informationen über jemanden zu erhalten, bei dem das Muskeltesten nicht unmittelbar durchgeführt werden kann, zum Beispiel ein Baby oder ein gebrechlicher älterer Mensch. Diese Methode funktioniert auch gut, wenn man Pflanzen und Tiere testen will.

Alles besitzt ein Energiefeld, Pflanzen, Kristalle, Nahrungsmittel und Hände. Eine der besten Methoden, um diese Energiefelder sichtbar zu machen, ist die Kirlian-Fotografie, benannt nach ihrem Erfinder, dem russischen Elektroingenieur Semyon Kirlian. Kirlian-Fotografien werden durch die Anwendung von Hochfrequenzstrom anstatt von Licht erzeugt, und zwar, indem man eine Platte zwischen den Hochfrequenzstrom und den zu fotografierenden Gegenstand legt. Es ist möglich, daß man ein leichtes Kribbeln fühlt, wenn der Strom angeschaltet wird. Die Abzüge zeigen etwas, das wie Reflexlichter aussieht, die von einem Gegenstand ausstrahlen. Kirlian-Fotografien kann man *lesen*, und Kinesiologen, die damit experimentierten, indem sie Bilder vor und nach dem Balancieren aufgenommen haben, sind zu sehr interessanten Ergebnissen gelangt.

Die Existenz feinstofflicher Energien ist seit langem bekannt, und die Bibel ist keineswegs die einzige Quelle, die über von einem strahlenden Licht umgebene Körper berichtet. Manche Menschen haben die angeborene Fähigkeit, diese Aura zu sehen, andere entwickeln sie mit der Zeit und mit ein wenig Übung.

Wahrscheinlich haben auch Sie bereits Erfahrungen mit diesem Energiefeld gemacht. Sie erinnern sich möglicherweise an Gelegenheiten, bei denen Sie ein Zimmer betreten haben und sich sogleich einer *Atmosphäre* bewußt waren. Niemand hat etwas gesagt. Sie haben nicht einmal jemanden angeblickt, aber Sie konnten es fühlen. Sie haben die Botschaften empfangen, die von den Auren ausgesandt wurden. Denken Sie daran, wie unbehaglich Sie sich fühlen, wenn jemand Ihnen zu nahe kommt, ungebeten in Ihre Intimsphäre eindringt, oder erinnern Sie sich an die Augenblicke, in denen Sie sich eines Menschen plötzlich intensiv bewußt wurden, als wäre ein Kontakt entstanden und Sie hätten sein tiefstes Wesen, seine Seele berührt.

Die meisten Menschen sind in der Lage, diese Energie noch viel konkreter zu fühlen. Führen Sie Ihre Hände ganz nah zusammen, jedoch ohne daß sie sich berühren. Entfernen Sie die Hände dann fünf Zentimeter voneinander und bewegen Sie sie langsam in ihre Ausgangsposition zurück. Dann bewegen Sie sie zehn Zentimeter auseinander und führen sie wieder zusammen. Fahren Sie langsam damit fort, Ihre Hände hin und her zu bewegen, den Abstand zwischen ihnen zu vergrößern und zu verkleinern. Etwas bildet sich zwischen Ihren Händen. Können Sie es fühlen? Heiß, kalt, prickelnd, als ein Druck? Da ist etwas, das Sie nicht sehen können: ein Energiefeld. Wenn Sie erst einmal Ihr eigenes Energiefeld erfahren haben, probieren Sie dasselbe mit einem Partner aus. Legen Sie Ihre Hände auf seine, so daß sich die Handflächen berühren; dann experimentieren Sie wieder mit Abstand. Fühlen Sie beide dasselbe? Bewegen Sie Ihre Hände über seinen Körper, lassen Sie sich Zeit. Manchmal fühlen Sie nichts, und Ihr Partner gibt Ihnen ein wertvolles Feedback dessen, was er oder sie erfährt. Es heißt, daß in diesem dreidimensionalen Energiefeld oder in der Aura all Ihre gemachten Erfahrungen und Ihr gesamter Gesundheitszustand aufgezeichnet sind. Heiler, die ihre Sensitivität entwickelt haben, sind imstande, diese Aura zu sehen und ihre Fähigkeiten anzuwenden, um die feinstofflichen Energiefelder ins Gleichgewicht zu bringen. Wie John Thie sagte: „Alles, was Sie brauchen, sind ein Paar liebevolle Hände!" Sie haben die ganze Energie unmittelbar zur Verfügung, in Ihren Händen, also reiben Sie hier, halten Sie dort, und sofort geschieht eine Wandlung. Wenn Sie erst einmal wissen, daß Energie sich verbindet und miteinander verschmilzt, werden Sie besser verstehen, warum die Wandlung augenblicklich erfolgt.

Balance

In Ihrer Wohnung bedienen Sie sich des Thermostats der Zentralheizung, wenn Sie es gleichbleibend warm haben wollen. Genauso bedient sich Ihr Körper bestimmter Regelsysteme, um eine Homöostase (Balance) aufrechtzuerhalten. So schützt beispielweise eine Gänsehaut vor Unterkühlung; Erschöpfung ist ein Warnsignal, daß Sie sich zuviel zugemutet haben; Durst verhindert ein Austrocknen des Körpers und so weiter. Kinesiologen verwenden das Wort *Balance* auch, um zu beschreiben, was in einer Kinesiologie-Sitzung geschieht. Sie werden

Menschen davon sprechen hören, *eine Balancierung zu erhalten, eine Balancierung vorzunehmen, balanciert zu werden.* Dies bedeutet ganz einfach Muskeltesten – den Muskel zu finden, der abgeschaltet hat, dies mit einer Reihe von Techniken zu korrigieren und den Energiefluß wiederherzustellen. Worte wie *Blockaden* oder *Ungleichgewicht* werden vielleicht gebraucht, um zu erläutern, warum ein Muskel nicht reagiert und gesperrt bleibt. Wenn wir physische, geistige und energetische Balance wiedererlangen, wird unser Körper imstande sein, es erfolgreicher mit all der zusätzlichen Belastung aufzunehmen, die wir ihm aufbürden.

Mit Hilfe der folgenden Techniken kann die Balance im Körper wiederhergestellt werden, denn sie widmen sich der Stärkung schwacher Muskeln und der Behebung eines Mangels an Energie. Sie werden in der Reihenfolge dargestellt, in der ein Anfänger sie erlernen würde. Das bedeutet jedoch nicht, daß eine dieser Techniken wichtiger wäre als eine andere. Die Behandlung richtet sich immer in erster Linie nach den Hinweisen, die der Körper selbst gibt. Er läßt wissen, was er benötigt.

Techniken

Ernährung

Was man essen sollte und was nicht, wieviel hiervon und wieviel davon, wird ein ständiges Thema bleiben, und immer wieder wird es die „revolutionäre" Diät geben, die alles bisher Dagewesene in den Schatten stellt und die Szene solange beherrscht, bis etwas anderes auftaucht. Die meisten Menschen sagen, sie wüßten ganz genau, was sie eigentlich essen sollten, würden dieses Wissen jedoch nicht immer praktisch anwenden.

Was Sie essen und trinken, spielt eine große Rolle dafür, wie gut Ihr Körper funktioniert. Diejenigen von Ihnen, die ein Auto besitzen, würden nicht im Traum daran denken, den Benzintank mit Speiseöl zu füllen, um dann zu hoffen, daß das Auto fährt. Für unsere Nahrung, die dem Aufbau und der Reparatur unseres Körpers sowie der Umwandlung in Energie und Wärme dient, gilt dasselbe: Es ist nicht egal, was wir in uns aufnehmen. Die Hektik unseres täglichen Lebens, die dazu führt, daß wir uns zum Mittagessen mal schnell ein Sandwich schnappen, abends ein Fertiggericht in die Mikrowelle werfen und ab und zu eine radikale Schlankheitskur machen, ist das reine Gift für unseren Organismus.

Der Bedarf an Nährstoffen ist individuell sehr verschieden und kann sich ständig verändern. Durch Muskeltesten wird es möglich, den veränderlichen Bedürfnissen des einzelnen gerecht zu werden. Wenn der Testmuskel nicht sperrt und der Therapeut feststellen will, ob ein bestimmtes Nahrungsmittel dazu beitragen wird, den Körper zu stärken, bittet er/sie den Klienten, das Nahrungsmittel im Mund zu halten, während er den Muskel erneut testet. Wenn der Muskel jetzt sperrt und fest bleibt, zeigt der Körper an, daß er diesen Nährstoff benötigt. Die Reaktion erfolgt beinahe unverzüglich, sobald der Nährstoff sich mit dem Speichel vermischt hat.

Kinesiologen sind der Ansicht, daß es eine neuro-linguale (Gehirn-Zunge) Reflexfunktion gibt: Die Nahrung wird von der Zunge absorbiert, und die Information wird an das Gehirn weitergegeben, das nun die Wirkung der Substanz auf den ganzen Körper einschätzen kann. Dieser Gedanke ist leicht nachzuvollziehen, denn wie wir wissen, brauchen wir nur an etwas zu denken, das wir gern essen, und schon läuft uns das Wasser im Mund zusammen. Wenn der Körper den Nährstoff nicht benötigt, erfolgt keine Veränderung in der Muskelreaktion. Es ist auch möglich, das Nahrungsmittel im Energiefeld des Körpers zu plazieren, es also zum Beispiel an den Nabel oder die Wange zu halten, anstatt es in den Mund zu nehmen. Nachdem der Therapeut diesen Aspekt der Gesundheitstriade sondiert hat, wird er untersuchen, welche Korrekturen außerdem erforderlich sein mögen, um die Balance im Körper wiederherzustellen.

Reflexpunkte

Ein Reflex liegt vor, wenn sich die Behandlung eines Körperteils auf einen anderen auswirkt, ohne daß eine offensichtliche Verbindung zwischen beiden besteht. Wenn Sie den Lichtschalter betätigen, leuchtet in einiger Entfernung davon eine Glühbirne auf. Sie sind sich bewußt, daß es da Leitungen gibt, die beide Punkte miteinander verbinden, obwohl Sie sie nicht sehen können. Auf ähnliche Weise kann die Berührung eines Gebietes ein anderes beeinflussen, das sich in einiger Entfernung davon befindet. Die unsichtbaren Leitungen, die dies möglich machen, sind die Nervenbahnen, die Blutgefäße und die Meridiane, welche die verschiedenen Teile des Körpers miteinander verbinden.

Neurolymphatische Massage

Unsere Fähigkeit, gegen Infektionen anzukämpfen und Krankheitserreger zu vernichten, hängt in erster Linie von unserem lymphatischen System ab, das sozusagen unsere Schutztruppe bildet. Das lymphatische System besteht aus den Lymphgefäßen, den Lymphknoten oder Lymphdrüsen und den Lymphgängen. Es steht in Wechselbeziehung mit dem Kreislaufsystem, fungiert als Filter und Drainagenetz und unterstützt das Blut beim Abtransport der Nebenprodukte des Zellstoffwechsels. Lymphatisches

Gewebe finden wir auch an anderen Stellen im Körper, nämlich in der Thymusdrüse, in den Mandeln, den Polypen, im Blinddarm, in der Milz und in den Peyerschen Drüsen, die im Dünndarm liegen. Es gibt doppelt soviel Lymphe wie Blut im Körper, und anders als das Blut, das vom Herzen aus mit Druck durch den Körper gepumpt wird, wird die Lymphe durch Muskelkontraktion im ganzen Körper durch die Lymphgefäße und Lymphknoten bewegt. Das lymphatische System produziert die weißen Blutkörperchen (Lymphozyten), und besonders viele davon im Fall einer akuten Infektion. Dann kann es auch vorkommen, daß die Lymphknoten sich entzünden und anschwellen, und zwar am ehesten am Hals, in den Achselhöhlen und in der Leiste. Auch zuviel Fett in der Nahrung kann das Lymphsystem überlasten und dazu führen, daß die Lymphe träge und dickflüssig wird.

Dr. Frank Chapman entdeckte im Jahre 1930 bestimmte Reflexpunkte, deren Stimulierung seiner Ansicht nach die Lymphdrainage verstärken konnte. Diese Punkte liegen hauptsächlich in den Rippenzwischenräumen auf der Vorder- und Rückseite des Körpers, weitere liegen auf dem Rumpf, den Armen und den Beinen, und zwar entweder einzeln oder in Gruppen über einen ganzen Muskel verstreut. Oft sind sie besonders empfindlich, wobei die Empfindlichkeit auf der Vorderseite des Körpers größer ist als auf der Rückseite. Stimuliert werden diese Punkte durch kräftige Massage, etwa mit der Art von Druck, den man beim Haarewaschen anwendet.

Neurolymphatische Massage, also die Stimulation der neurolymphatischen Reflexpunkte, ermöglicht es dem Körper, sozusagen den Schalter zu betätigen, der den Lymphfluß in Gang setzt. Warum die Reaktion auf die Stimulation dieser Punkte so schnell erfolgt, wird leichter zu verstehen, wenn wir uns einen Schalter vorstellen, der den Lymphfluß an- beziehungsweise abschaltet. Die Verwandlung wird dadurch bewirkt, daß Blockaden im Kommunikationssystem gelöst werden, was eine ganze Reihe von Impulsen aktiviert, durch die der Körper die Möglichkeit zu reagieren bekommt.

Neurovaskuläre Reflexpunkte

In den dreißiger Jahren entdeckte Dr. Terrance Bennett, ein Chiropraktiker, hauptsächlich auf dem Kopf befindliche Zonen, die die Blutzufuhr in bestimmte Organe und Gewebe zu beeinflußen schienen. Dr. Bennet beobachtete die innere Wirkung der Berührung dieser Punkte mit Hilfe eines strahlenundurchlässigen Kontrastmittels und eines Fluoroskops, einer Art beweglichem Röntgenapparat. Dies hatte einen wichtigen Beitrag zur Gesundheitspflege und seinen vorzeitigen Tod durch Strahlenvergiftung zur Folge. Die von ihm entdeckten Punkte wurden als neurovaskuläre Reflexe bekannt.

George Goodheart entdeckte, daß bestimmte Muskeln zwar nur auf einen Reflex reagieren, die meisten der neurovaskulären Reflexe jedoch mehr als einen Muskel beeinflussen. In seiner eigenen Arbeit entdeckte Goodheart, daß er die Muskelreaktion durch Berühren dieser Punkte verbessern und diese Reaktion durch Muskeltesten sondieren konnte.

Das vaskuläre (Kreislauf) System wird von Arterien gebildet, die mit Sauerstoff angereichertes Blut vom Herzen zum Gewebe und zu den Venen führen, und von Venen, die von Sauerstoff entleertes Blut zum Herzen zurücktransportieren. Der Kreislauf führt dem Gewebe außerdem Nährstoffe und Wasser zu, verteilt Hormone und Enzyme an die Organe und schafft Abfallstoffe zu den Ausscheidungsorganen. Das Blut wird stets hauptsächlich dort in Anspruch genommen, wo Aktivität stattfindet.

Daher fließt es in die Muskeln, wenn Sie Sport treiben, und ist in den Verdauungsorganen, wenn Ihr Körper Nahrung verdaut. Wenn wir unter Schock oder starker Anspannung stehen, verlieren wir die Kontrolle. Wir können nicht klar denken, vergessen alles, stoßen gegen Dinge, fühlen Schnitte nicht, schlagen blindlings um uns, hören nichts und sehen verschwommen. Zu all diesen Reaktionen kommt es, weil sich das Blut aus dem denkenden Bereich unseres Gehirns zurückgezogen hat. Berührung der neurovaskulären Punkte vermag unser Nervensystem auf dieses Dilemma aufmerksam zu machen und den Kreislauf im Körper wieder richtig einzustellen, indem sie die Blutzufuhr in bestimmte Muskeln, Hirnbereiche, Drüsen oder Organe anregt.

Neurovaskuläre Punkte werden durch sehr leichte Berührung mit den Fingerkuppen aktiviert, die die Haut ein wenig dehnen und auf den Punkt gehalten werden. Der angewandte Druck entspricht dem, den Sie bei der Berührung Ihrer Augenlider mit den Fingerspitzen ausüben würden. Die Punkte werden so lange berührt, bis ein regelmäßiger Puls zu fühlen ist. Kinesiologen und Akupunkteure beschreiben dies als *Kapillarpuls*. Wenn bilaterale Punkte (Punkte auf beiden Kopfseiten) gehalten werden, geschieht dies so lange, bis der Puls auf beiden Seiten fühlbar ist und sich in Übereinstimmung befindet. Das kann zwischen zwanzig Sekunden und zehn Minuten dauern. Es gibt hier keine starren Regeln. Vergessen Sie nicht, daß wir alle Individuen mit unseren eigenen Reaktionszeiten sind.

Durch Berühren der neurovaskulären Punkte auf der Stirn, die mit dem Musculus pectoralis major clavicularis (Seite 57 ff.) und emotionalem Streß in Verbindung stehen, wird die Blutzufuhr in den vorderen Hirnbereich stimuliert. Das ist der Teil des Gehirns, den wir gebrauchen, um

Entscheidungen zu treffen, und ihn zu aktivieren, hilft uns, die Kontrolle wiederzuerlangen.

Meridiane

Wir können auch die Energie beeinflußen, die in unseren Meridianen fließt. Meridiane sind Bahnen, die die Energie der Lebenskraft, Chi genannt, in einem ständigen Fluß durch den ganzen Körper führen. Es gibt zwölf große bilaterale Meridiane, die untereinander verbunden sind. Wo ein Meridian endet, beginnt nahe daran ein anderer. Es gibt kurze Verbindungskanäle zwischen allen Meridianen. Diese Meridiane sind neuerdings auch aufgezeichnet und mit radioaktivem Kontrastmittel erforscht worden. George Goodheart entdeckte eine unmittelbare Verbindung zwischen Muskeln und Meridianen, nachdem er zuvor einer ähnlichen Beziehung zwischen Muskeln und Organen auf die Spur gekommen war. So wird zum Beispiel der mit dem Dickdarm verbundene Musculus fasciae latae (Oberschenkelfaszienspanner) vom Energiefluß im Dickdarmmeridian unterstützt.

Chinesische Ärzte und Akupunkteure ermitteln Ungleichgewichte im Energiefluß durch Pulsfühlen am Handgelenk; Kinesiologie kommen denselben Ungleichgewichten durch Muskeltesten auf die Spur. Wenn die Energie harmonisch in unserem Inneren fließt, sind wir frei von Krankheit. Akupunktur wurde von jeher als Präventivmedizin verstanden. Die Menschen, die den Arzt besuchten, waren gesund, und seine Aufgabe bestand darin, sie durch Balancierung des Energieflusses bei guter Gesundheit zu erhalten. Wenn sie krank wurden, hatte der Arzt seine Arbeit nicht getan, und sie bezahlten die Rechnung nicht. Wenn solche Regeln auch heute und auch bei uns angewandt und vorbeugende Behandlungen auf einer regelmäßigen Basis in Anspruch genommen würden, hätten kleinere Beschwerden niemals die Chance, sich zu größeren Problemen zu entwickeln, denn der Körper wäre immer in optimaler Verfassung.

Die Energie fließt in einem fortwährenden Kreislauf durch die Meridiane. Der chinesische Kreis beginnt mit dem Lungenmeridian, dem Lebensatem; *Touch for Health* beginnt seinen Kreis des Balancierens mit dem Magenmeridian. Es gibt zwei Mittellinienmeridiane, die sich begegnen, wo die Lippen sich berühren: der Zentralmeridian (Empfängnisgefäß), der über die Vorderseite des Körpers bis zur Unterlippe verläuft, und der Lenkermeridian auf der Rückseite des Körpers, der am Steißbein beginnt und die Wirbelsäule hinauf über den Kopf zur Oberlippe verläuft. Diese beiden Meridiane fungieren als Sammelbecken und sind mit allen anderen Meridianen verbunden.

In der chinesischen Kultur wird alles, einschließlich der Meridiane, in überwiegend Yin oder überwiegend Yang eingeteilt. Yinmeridiane stehen mit den festen Organen (Herz, Leber, Nieren und Milz) in Verbindung und fließen von der Erde aufwärts, Yangmeridiane sind mit den Hohlorganen (Gallenblase, Magen, Darm, Lunge und Blase) verbunden und laufen körperabwärts. Zur Aufrechterhaltung einer guten Gesundheit, ist eine Balance zwischen Yin und Yang unerläßlich.

Wenn wir einen Muskel testen, testen wir gleichzeitig den damit verbundenen Meridian und seinen Fluß. Abgeschaltete (schwache) Muskeln lassen auf einen Mangel an Energie in dem entsprechenden Meridian schließen. Der Energiefluß kann stimuliert werden, indem man den Meridian in der geeigneten Richtung abfährt. Dabei gebrauchen wir das äußere Energiefeld der Hand, um den Energiefluß in dem Meridian anzuregen. Die Hand muß den Körper nicht berühren; wenn man etwa fünf Zentimeter vom Körper entfernt arbeitet, wird der Fluß immer noch stimuliert.

Die Stimulierung des Flußes in dem Meridian steigert auch die Energie in dem mit ihm verbundenen Organ. Wenn man also den Magenmeridian (Seite 57) abfährt, der unter dem Auge beginnt und die Vorderseite des Körpers hinunter bis zum zweiten Zeh (der nächste neben dem großen Zeh) verläuft, verbessert sich die Funktion des Magens.

Akupressurpunkte

Auf jedem Meridian liegen zahlreiche Punkte, von denen einige eine ganz besondere Funktion haben. Die Stimulierung dieser speziellen Punkte sediert oder tonisiert den Energiefluß in den Meridianen. Akupunkteure gebrauchen mit haargenauer Präzision eingesetzte Nadeln, um Punkte zu stimulieren; Kinesiologen erzielen dieselbe Wirkung durch leichte Berührung der Punkte mit den Fingerkuppen. Indem sie zwei oder drei Finger auf den Bereich legen, sichern sie, daß der Akupunkturpunkt erfaßt worden ist. Die Energie-Balancierung mit dieser Methode umfaßt vier Akupunkturpunkte, von denen zwei gleichzeitig gehalten werden: einer auf dem Arm oder der Hand, der andere auf dem Unterschenkel oder Fuß. Das bedeutet, daß die Energie zwischen drei Meridianen bewegt wird. Das ist etwa so, als übertrage man mit Hilfe eines Starthilfekabels Energie von einer Autobatterie zur anderen, um den Motor mit einem Kickstart in Gang zu bringen. Daraufhin wird eine zweite Punktreihe gehalten, um gewissermaßen das Tor wieder hinter sich zu schließen. Die erste Punktreihe öffnete den Kanal für den Energiefluß, die zweite verschließt ihn wieder, sobald das Energieniveau im Meridian wiederhergestellt ist.

Ursprungs- und Ansatzmassage

Unser Kopf wird trotz seiner natürlichen Tendenz, nach vorn zu kippen, von der in den Halsmuskeln beibehaltenen Spannung in aufrechter Position gehalten. Diese Muskeln halten etwa zehn bis zwölf Pfund. Wenn Sie in sitzender Haltung einschlafen, entspannen sich Ihre Halsmuskeln, und der Kopf fällt nach vorn. Diese unerwartete Dehnung von Muskeln bringt die Spindelzellen in Aktion; sie ziehen sich zusammen, und das veranlaßt Sie, den Kopf mit einem Ruck zu heben. Dieser Schutzreflex hat zweifellos schon das Leben vieler müder Fahrer gerettet und viele gelangweilte Zuhörer in Vorträgen und Kursen aufgeweckt. Spindelzellen liegen entlang der Muskelzellen und sind über die ganze Länge des Muskels hinweg mit ihnen verbunden. Daher folgen sie passiv den Bewegungen der Muskelzellen. Wenn der Muskel sich dehnt, so dehnen sich auch die Spindelzellen. Dehnt der Muskel sich zu sehr, so daß er Gefahr läuft, sich zu verletzen, reagieren die Zellen und signalisieren dem Muskel, sich zusammenzuziehen. Dieser Schutzmechanismus wird auch als Dehnreflex bezeichnet.

Wenn der Arzt mit dem Hämmerchen auf das Band unter der Kniescheibe klopft, dehnen sich die Muskelzellen. Die Reaktion der Spindelzellen auf diese unerwartete Dehnung besteht darin, den Muskel durch Kontraktion zu schützen. Dies löst den bekannten Reflex aus: Das Knie zuckt, der Unterschenkel schnellt hoch. Die Verzögerung zwischen dem Klopfen und dem Hochschnellen zeigt an, wie lange der Nervenimpuls braucht, um sich von der Spindelzelle zum Rückenmark und zurück zum Muskel zu bewegen. Spindelzellen akzeptieren die Dehnung eines Muskels, wenn sie nicht zu plötzlich geschieht. Hier können wir viel von Tieren lernen. Beobachten Sie einen Hund oder eine Katze, wenn sie sich strecken. Sie tun es spontan, überdehnen sich nie, strecken sich nicht zu schnell, sondern bereiten auf natürliche Weise die Muskeln vor, die sie gebrauchen werden. Schnelle ruckartige, sprunghafte Bewegungen, besonders als Teil eines Übungsprogramms, können die Spindelzellen in Aktion bringen. Sie können sich über diesen Schutzimpuls hinwegsetzen, der dem Muskel mitgeteilt hat, sich zusammenzuziehen, und winzige Risse in den Muskelfasern verursachen. Diese Risse können zu Narben im Muskel führen, der dadurch allmählich an Elastizität verliert. Es ist etwa so, als hätten Sie beim Parken Ihres Autos als zusätzliche Sicherheitsmaßnahme die Handbremse angezogen, es vergessen und wollten nun mit noch angezogener Handbremse wegfahren.

Auch die Golgi-Sehnenorgane, die an den Muskelenden zu finden sind, gehören zum Schutzsystem des Körpers. Sie informieren das Zentralnervensystem über die Menge an Spannung in den Muskeln und schützen vor Überanstrengung. Wenn die Spannung zu groß ist, wird eine Mitteilung gesendet, um zu verhindern, daß der Muskel sich weiter zusammenzieht, da das zu einer Schädigung von Fasern führen könnte. In der Kinesiologie beeinflussen wir diese Nervenzellen (Spindelzellen und Golgi-Sehnen), indem wir sie manuell mit kräftiger Massage stimulieren. Dabei arbeiten wir an den Muskelenden, also dort, wo die Muskeln am Knochen ansetzen, an den Golgi-Sehnen und in der Mitte des Muskels für die Spindelzellen.

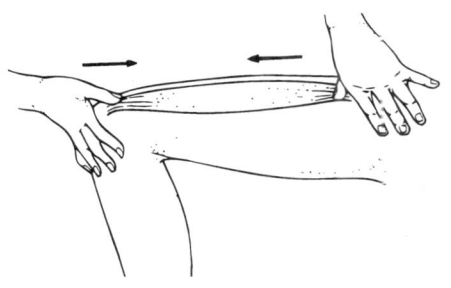

Golgi-Sehnen: Zur Korrektur eines schlaffen Muskels legen Sie an jedes Muskelende eine Hand und drücken ihn zusammen.

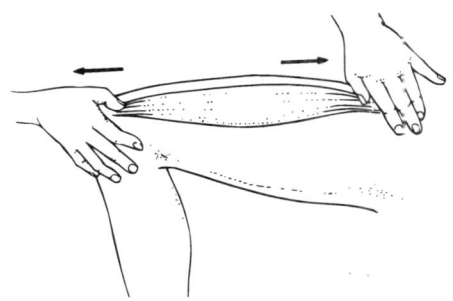

Golgi-Sehnen: Zur Entspannung eines überspannten Muskels legen Sie an jedes Muskelende eine Hand und ziehen ihn auseinander.

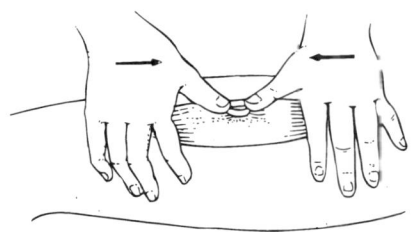

Spindelzellen: Zum Abschalten eines Muskels drücken Sie zur Mitte des Muskels hin.

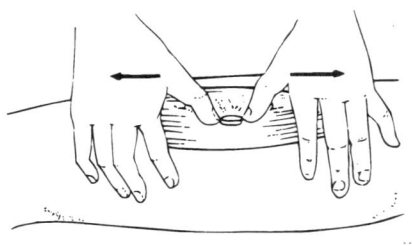

Zur Stärkung eines Muskels dehnen Sie die Spindelzellen.

Dieser manupulative Druck wird in der Kinesiologie auf verschiedenste Weise eingesetzt, um Muskelungleichgewichte zu behandeln. Wie Goodheart herausfand, kann man durch Massage der Muskelenden einen Muskel aufwecken oder einschalten. Um einen überspannten Muskel zu lösen, legt man auf jedes Muskelende eine Hand und zieht die Hände dann auseinander. Auf diese Weise sendet man dem Muskel die Botschaft, sich zu entspannen und auszudehnen. Dies kann sehr nützlich sein, wenn man mit gegenüberliegenden Muskeln arbeitet, wovon einer sich in einem überspannten Zustand befindet. Muskelgruppen arbeiten paarweise, eine zieht sich zusammen, während die andere sich entspannt. Wenn die Muskelgruppe, die sich entspannen sollte, zuvor zu stark gespannt war, verursacht das ein Ungleichgewicht in der Bewegung, und keine der Muskelgruppen funktioniert richtig. Ein Muskel kann auch zu lang beziehungsweise zu schlaff sein. Dies korrigiert man, indem man eine Hand an jedes Muskelende legt und zur Mitte hin drückt. Damit sendet man dem Muskel die Botschaft, sich zusammenzuziehen. Diese und andere Techniken, die mit den Eigenrezeptoren (sensorische Nervenenden, die den Körper über Bewegung und Position informieren) arbeiten, sind sehr nützlich für Menschen, die aktiv Sport treiben.

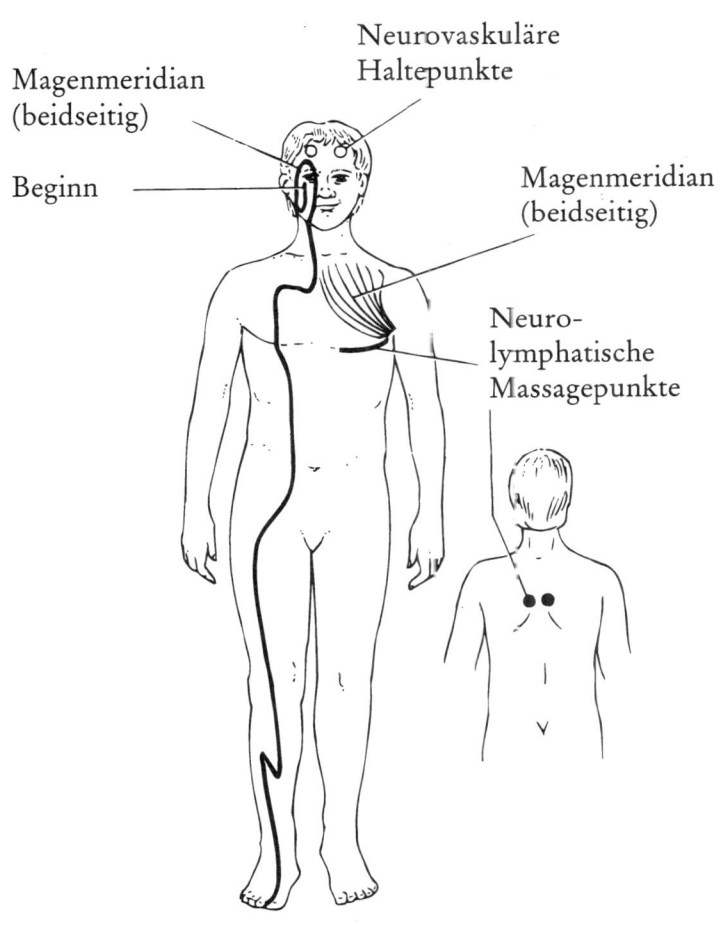

Magenmeridian
(beidseitig)

Beginn

Neurovaskuläre
Haltepunkte

Magenmeridian
(beidseitig)

Neuro-
lymphatische
Massagepunkte

Musculus pectoralis major clavicularis: Position des Muskels und des mit ihm verbundenen Meridians sowie der neurolymphatischen Massagepunkte

Der Musculus pectoralis major clavicularis und seine Korrekturpunkte

Jeder Muskel kann durch bestimmte Nährstoffe unterstützt werden, hat seine eigenen neurolymphatischen und neurovaskulären Punkte, und jedem Muskel werden jeweils ein Meridian, ein Organ und bestimmte Akupressurpunkte zugeordnet. Wir werden das nun am Beispiel des Musculus pectoralis major clavicularis ausführlich erläutern.

Lage des Muskels: Der Muskel liegt auf beiden Seiten im oberen Bereich des Brustkorbs. Er beginnt am Schlüsselbein und setzt an einem Knochen an der Vorderseite der Schultern an.

Unterstützender Nährstoff: Vitamin B, enthalten in Weizenkeimen, Vollkorn, Leber und Hefe.

Neurolymphatische Punkte: auf der Vorderseite des Körpers unmittelbar unterhalb der linken Brust und auf der Rückseite des Körpers zwischen den Schulterblättern (fünfte und sechste Rippe) zu beiden Seiten der Wirbelsäule.

Neurovaskuläre Punkte: beidseitig auf der Stirn zwischen Augenbrauen und Haaransatz, auf den Erhöhungen über den Augenbrauen. Dies sind die emotionalen Streßpunkte.

Zugeordneter Meridian: der Magenmeridian. Er beginnt unter dem Auge, läuft über das Gesicht hinauf zur Stirn und von dort wieder hinunter über das Auge, den Hals, den Rumpf, die Vorderseite des Beines, um auf dem zweiten Zeh (Zeigezeh) zu enden. Der Meridian verläuft auf beiden Seiten des Körpers, und der Magen ist das mit ihm verbundene Organ.

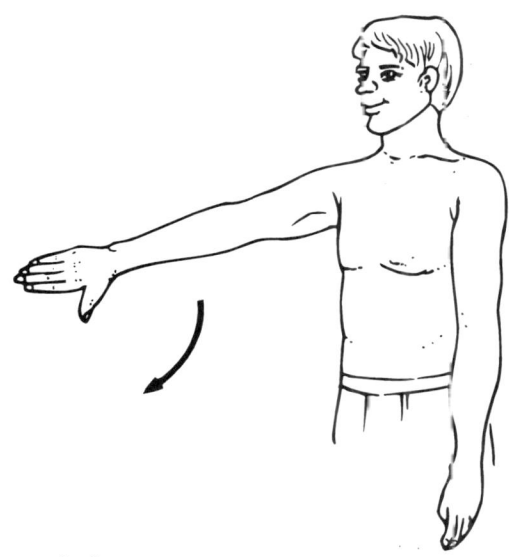

Der Muskeltest

WEITERE METHODEN DER KINESIOLOGIE

Dieses Kapitel behandelt einige der Techniken, die in der Kinesiologie angewandt werden, um Streß zu vermindern, Koordination und Lernfähigkeit zu verbessern, Schmerz zu mildern sowie Allergien festzustellen und zu korrigieren.

Meridianenergie

George Goodhearts entscheidende Entdeckung der Verbindung zwischen Muskeln und Meridianen bildet die Grundlage der *Applied Kinesiology* und vieler anderer Richtungen der Kinesiologie. Die meisten der Meridiane haben Namen, die sich von selbst erklären, andere mögen ein wenig mehr Erläuterung benötigen. Der Dreifache Erwärmer wird in der Kinesiologie mit dem endokrinen System in Verbindung gebracht. Dieses besteht aus Drüsen, die Hormone erzeugen, welche unmittelbar in den Blutkreislauf gelangen: Hypophyse, Schilddrüse, Nebennieren, Thymus und so weiter. In der Kinesiologie werden der Funktion der Schilddrüse und der Nebennieren spezielle Muskeln zugeordnet, die gleichzeitig mit dem Dreifachen Erwärmermeridian in Verbindung stehen. Der Kreislauf-Sexusmeridian wird in der Kinesiologie auch als Herzschutzwall, Meister des Herzens oder Perikard bezeichnet. Wenn der Muskeltest anzeigt, daß in dem Muskel ein Energiemangel vorliegt, dann bedeutet das auch ein Ungleichgewicht in dem Meridian, der Drüse und dem Organ, die dem Muskel zugeordnet sind. Die Wiederherstellung des Energieflusses nützt also allen dreien, dem Muskel, dem Meridian und der Drüse oder dem Organ. Das Meridiansystem arbeitet eng mit dem zentralen und peripheren Nervensystem zusammen und übt Einfluß darauf aus. Daher führt die Stimulierung von Akupunkturpunkten zu Veränderungen in der Meridianenergie und im Nervensystem.

Das Gesetz von Mittag/Mitternacht

Während eines Zyklus von 24 Stunden hat jeder Meridian eine Zeit, in der sein Energiefluß am höchsten ist, und umgekehrt eine Zeit, in der er am niedrigsten ist. Der Lungenmeridian hat zum Beispiel seinen höchsten Energiefluß zwischen 3.00 und 5.00 Uhr und seinen niedrigsten zwölf Stunden später zwischen 15.00 und 17.00 Uhr. Dies könnte erklären, warum einige Menschen im Laufe des Tages unterschiedliche Intensitäten von Energie erfahren, Zeiten ihrer besten Verfassung und Zeiten von Vitalitätsmangel. Oft beschreiben sich Menschen als *Morgenmenschen* oder *Nachteulen*. Diese hohen oder niedrigen Phasen der Meridianenergie könnten die Zeiten sein, in denen Symptome auftreten. Bei einem Menschen, der ständig um 2.00 Uhr nachts mit Kopfschmerzen aufwacht, könnte es beispielsweise sinnvoll sein, sich den Lebermeridian anzuschauen (hohe Energie zwischen 3.00 und 5.00 Uhr) oder den Dünndarmmeridian (niedrige Energie zwischen 15.00 und 17.00 Uhr). Das Gesetz von Mittag/ Mitternacht bezieht sich auf die Verbindung zwischen den einander entgegengesetzten Meridianen in diesem Energiekreislauf.

Überenergie in den Meridianen

Ein Ungleichgewicht der Energie im Körper kann durch einen Mangel oder durch einen Überschuß verursacht werden. Bisher haben wir uns vor allem mit Unterenergie und der Stärkung schwacher Muskeln beschäftigt. Wenn man Überenergie in den Meridianen ermitteln will, braucht man einen starken Indikatormuskel (Seite 75 f.). Der Therapeut achtet diesmal auf eine Veränderung in der Muskelreaktion, die anzeigt, daß der Muskel schwach wird, was auf Überenergie in dem entsprechenden Meridian hinweist.

Die in der Kinesiologie zur Ermittlung von Überenergie im Körper angewandten Methoden beziehen Alarmpunkte und Akupunkturpunkte ein. Es gibt sechs unterschiedliche Pulse der Speichenarterie auf der Daumenseite beider Handgelenke, die die zwölf beidseitig verlaufenden Meridiane repräsentieren. Diese Punkte zu tasten, ist für Akupunkteure eine sehr wichtige Diagnosemethode und erfordert beträchtliche Kunstfertigkeit. Der Akupunkteur tastet die Pulse nicht nur, sondern deutet auch die Qualität eines jeden Pulses und forscht nach subtilen Unterschieden und Disharmonien in den Meridianen. All dies trägt einen Teil zum Gesamtbild für Diagnose und Behandlung bei.

Durch Muskeltesten überprüfen wir an jedem Handgelenk drei Meridiane mit leichter Berührung und dann drei mit tiefer Berührung. Kinesiologen gebrauchen die Pulse, um Überenergie in den Meridianen festzustellen, und ermitteln die Unterschiede in den Pulsen über Veränderungen in der Muskelreaktion. Der Therapeut wählt zum Testen einen Beinmuskel, gewöhnlich den Quadrizeps (großer Muskel auf der Vorderseite des Oberschenkels). Die Testperson wird angewiesen, den Bereich ihres Handgelenkes, wo sich die Pulse befinden, zuerst mit leichterer Berührung und dann mit festerem Druck zu halten, während der Therapeut den Muskel testet. Der Muskel, der schwach wird (abschaltet), zeigt Überenergie an, was der Therapeut dadurch korrigiert, daß er die sedierenden Akupunkturpunkte für den Meridian hält, der Überenergie signalisiert.

Zuviel Energie zu haben, könnte manchen von uns wünschenswert erscheinen; die Mutter eines überaktiven Kindes ist vermutlich anderer Meinung. Wir alle wissen, was geschieht, wenn wir eine elektrische Steckdose mit zu vielen Anschlüssen überlasten – irgendwann haut es die Sicherung heraus. Unsere Energie muß einigermaßen ausgeglichen sein, damit unser Körper effektiv arbeiten kann.

Die Fünf Elemente

Die Theorie der Fünf Elemente ist in der traditionellen chinesischen Medizin seit dem Jahre 1000 v. Chr. angewandt worden. Akupunkteure, die damit arbeiten, versuchen zu erkennen, wie sich die Elemente im Charakter des Menschen widerspiegeln und wie die emotionale Beschaffenheit von Mensch und Problem einzuschätzen ist. Für die Herstellung von Harmonie und Balance ist dies von wesentlicher Bedeutung.

Die Fünf Elemente sind Erde, Metall, Wasser, Holz und Feuer. Jedes Element steht mit einer bestimmten Jahreszeit in Verbindung: Feuer mit Sommer, Erde mit Spätsommer (Altweibersommer), Metall mit Herbst, Wasser mit Winter und Holz mit Frühling. Jedem Element sind außerdem zugeordnet: eine Farbe, ein Ton, eine Emotion, ein Duft, ein Geschmack, ein Gefühl, ein Gewebe, eine Körperöffnung, ein Klima, ein Planet, eine Himmelsrichtung und eine charakteristische Dynamik. In der chinesischen Medizin repräsentieren die Fünf Elemente die Zyklen der Erde als Lebensstufen: Holz ist Geburt, Feuer ist Wachstum, Erde ist Reife, Metall ist Verfall, und Wasser ist Tod und Wiedergeburt. Holz ist alle organische Materie, Feuer ist Gase und Luft, Erde ist Erdreich,

Metall ist anorganische Materie, Fossil, Kohle, und Wasser ist Feuchtigkeit.

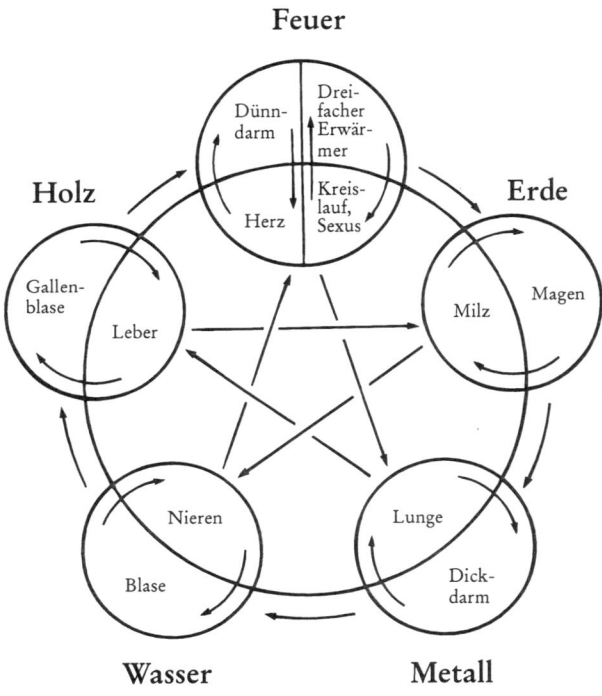

Die Fünf Elemente: Shen- und Kozyklus

Es gibt zwei Zyklen, den Shenzyklus und den Kozyklus. Der Shenzyklus, der nährend, erzeugend und kreativ ist, bewegt sich im Uhrzeigersinn. Ein Element nährt das nächste: Holz brennt und erschafft Feuer, das zu Asche verwandelt wird und Erde erzeugt; aus Erde wird Metall gewonnen, Metall erzeugt Wasser, Wasser läßt Holz wachsen. Diese Verbindung zwischen den Elementen wird als Mutter/Sohn-Beziehung beschrieben. Der Kozyklus repräsentiert den Kontrollzyklus, der von Wasser zu Feuer zu Metall zu Holz zu Erde zu Wasser fließt und einen fünfzackigen Stern bildet, der sich immer noch im Uhrzeigersinn bewegt. Wasser löscht Feuer, Feuer schmilzt Metall, Metall schneidet Holz, Holz bricht Erde auf (mit seinen Wurzeln), Erde enthält Wasser (Teiche, Seen, Meere). Dieser Zyklus steht mit der Großmutter/Enkelsohn-Beziehung in Verbindung. Wenn also Metall die Mutter ist, dann ist Wasser der Sohn/Enkelsohn, und Erde ist die Großmutter – der kontrollierende Faktor. Den Anfangspunkt all dieser Zyklen zu finden, kann weitere Energieblockaden auflösen, ohne daß zusätzliche Arbeit erforderlich ist. Sozusagen als Nachwirkung können sich durch die Lösung eines Energieungleichgewichts weitere von selbst auflösen.

Ein Beispiel: Eine Frau kam mit starken chronischen Kopfschmerzen zur Behandlung. Sie erwähnte etwas, das sie selbst für ein bißchen verrückt hielt, nämlich daß ihre schlimmsten Kopfschmerzen auftraten, wenn sie viel gelacht hatte. Daher vermied sie gesellschaftliche Anlässe, wenn sie dachte, sie würden lustig werden, denn das Endergebnis für sie würden heftige Kopfschmerzen sein. Der Klang des Lachens steht mit dem Feuerelement in Verbindung. Der Herzmeridian dieser Frau zeigte eine Überenergie an, und die Balancierung brachte eine deutliche Erleichterung der Kopfschmerzen, was umso bemerkenswerter ist, als die jahrelange Einnahme von Medikamenten nichts bewirkt hatte.

Schmerzlinderung

Es gibt eine Anzahl von Methoden, um über Meridiane und Akupunkturpunkte Schmerzen zu lindern oder ganz zu beseitigen. Eines der einfachsten Verfahren besteht darin, den dem schmerzhaften Bereich am nächsten liegenden Meridian zu ermitteln und ihn erst in der einen und dann in der anderen Richtung abzufahren, um festzustellen, was sich am besten anfühlt. Den Meridian in der *richtigen* Richtung abzufahren, könnte den Schmerz lindern. Diese Methode ist nützlich bei Verletzungen, kleineren Schnitten und Prellungen.

Eine weitere Möglichkeit der Schmerzlinderung bezeichnet man als Meridianwanderung. Der Behandler legt sanft eine Hand auf die Verletzung und wandert dann mit zwei Fingern über die Teilstrecke des Meridians, die der Verletzung am nächsten liegt, Zentimeter für Zentimeter. Jedesmal, wenn er einen schmerzhaften Punkt entdeckt, hält er ihn oder massiert ihn sanft, bis der Schmerz verschwindet. Dies setzt er auf dem Rest des Meridians fort, bis alle schmerzhaften Punkte behandelt sind. Akupunkteure fühlen oft einen Meridian ab, um festzustellen, ob es irgendwelche empfindlichen Punkte gibt. Diese können nämlich eine Blockade anzeigen, die durch das Setzen einer Nadel geheilt werden kann.

Das sogenannte Schmerzklopfen (*pain tapping*) wirkt gut bei lang anhaltenden und chronischen Schmerzen. Es handelt sich dabei um eine zusätzliche Technik, die nach der Behandlung und Balancierung angewendet werden kann, um eventuell verbliebenen Schmerz aufzulösen. Der Klient wird gebeten, das Schmerzmaß erneut einzuschätzen, sich umherzubewegen und die gleiche Handlung, die den Schmerz verursachte, noch einmal auszuführen, um dem Restschmerz auf die Spur zu kommen. Falls er vorhanden ist, überprüft der Therapeut die Akupunkturpulse, um zu ermitteln, wo sich Überenergie befindet. Die Korrektur geschieht durch Klopfen auf den ersten stärkenden (tonisierenden) Akupunkturpunkt für

66

den betreffenden Meridian. Dies zerstreut die überschüssige Energie und den Schmerz.

Das Klopfen von Akupunkturpunkten findet in den verschiedensten Bereichen der Kinesiologie Anwendung. Eine der tiefgreifendsten Versionen wirkt auf Phobien und wurde von Roger Callahan entwickelt, einem Psychologen, der entdeckte, daß Phobien mit einem ungünstigen Energiefluß in den Meridianen in Verbindung stehen. Er betont den Magen- und Milzmeridian, aber in einigen Fällen können auch andere Meridiane betroffen sein. Die Callahan-Methode der Behandlung von Phobien ist so einfach, daß er sie für Laien in einem Buch mit dem Titel *Leben ohne Phobie. Wie Sie in wenigen Minuten angstfrei werden* (AK-Verlag, Freiburg) präsentierte. Er ist in zahlreichen Fernsehshows aufgetreten, wo er die Technik erfolgreich an Menschen mit den unterschiedlichsten Phobien demonstrierte, von der Angst vor Schlangen bis zur Angst vor dem Besteigen einer Leiter. Innerhalb von Sekunden oder Minuten war der betroffene Mensch imstande, die Schlangen zu berühren oder auf die Leiter zu steigen.

Gedankenprozeße und Überzeugungen beeinflussen, was in unserem Leben geschieht, besonders auf der unterbewußten Ebene, und sie können uns manchmal davon abhalten, unsere Ziele zu erreichen. Callahan nennt dieses Syndrom *psychologische Umkehrung*. Dies könnte der Fall sein, wenn Sie sich ein Ziel setzen, das Sie ständig zu erreichen versäumen. Ein Teil von Ihnen ist nicht bereit, die Verantwortung für den Erfolg zu übernehmen, der mit der Erreichung des Zieles einhergeht. Dann geschieht es, daß eine positive Aussage wie „Ich möchte abnehmen" den Muskel abschaltet, eine negative wie „Ich will dick bleiben" ihn dagegen stark macht. Korrigiert wird die psychologische Umkehrung durch das Klopfen von

Akupunkturpunkten, wobei gleichzeitig positive Aussagen formuliert werden. Im Kapitel über Selbsthilfe (ab Seite 80) finden Sie nähere Erläuterungen.

Emotionalen Streß abbauen

Streß (beziehungseise starke Anspannung) jeder Art kann sich auf unsere Gesundheit nachteilig auswirken. Es gibt eine einfache, aber äußerst wirksame Technik, die in der Kinisiologie zum Streßabbau angewendet wird. Die meisten von uns haben sie bereits unwillkürlich eingesetzt. Wie oft schon haben Sie Ihren Kopf in den Händen gehalten, wenn Sie unter Streß standen, oder die Hände an die Stirn gelegt, wenn Sie versuchten, sich zu konzentrieren? Sie brauchten nichts weiter zu tun, als die Hände dort ein wenig länger ruhen zu lassen.

Bei den emotionalen Streßpunkten (vgl. Abb. Seite 89) handelt es sich um zwei Reflexpunkte, die auf den kleinen Erhöhungen zwischen Augenbrauen und Haaransatz liegen, den sogenannten Stirnbeinhöckern, die bei einigen Menschen mehr hervortreten als bei anderen. Diese Punkte sind ein Teil des neurovaskulären Systems und stehen in Verbindung mit dem Musculus pectoralis major clavicularis und dem Magen- und Blasenmeridian. Wenn man die Punkte sehr leicht berührt, kann man die Pulse unter den Fingerspitzen fühlen. Anfangs werden sie unregelmäßig sein, der eine schlägt vielleicht schnell und der andere aussetzend, aber allmählich fließen sie zusammen und werden schließlich ruhig und übereinstimmend – ein Zeichen, daß die Behandlung beendet werden kann. Das Halten dieser Punkte verstärkt die Blutzufuhr ins vordere Gehirn und aktiviert damit den Bereich, in dem wir objektive Entscheidungen treffen, während sich das hintere Gehirn auf alte Erinnerungen und vergangene Erfahrungen stützt.

Um Ihnen zu helfen, braucht der Behandler nicht zu wissen, welches Problem genau Sie bewegt; Sie brauchen es nicht auszusprechen, es sei denn, Sie möchten es. Nach der Feststellung, daß Arbeit an emotionalem Streß erforderlich ist, berührt der Behandler die Punkte, während Sie sich das Problem innerlich vorstellen. Möglicherweise merken Sie während der Behandlung, daß Ihre Gedanken davontreiben, schwieriger festzuhalten sind, und Sie sich entspannter fühlen. Das ist ein Anzeichen dafür, daß der Prozeß abgeschlossen ist. Der Behandler wendet Muskeltesten zur Bestätigung an und setzt die Sitzung fort.

Natürlich löst oder beseitigt diese Behandlung das Problem nicht. Sie bewirkt jedoch, daß Sie die Kontrolle wiedererlangen und ohne die emotionale Belastung nach neuen Lösungen suchen können. Sie können die Behandlung natürlich auch an sich selbst durchführen. Weitere Informationen finden Sie im Kapitel über Selbsthilfe (Seite 80 ff.).

Allergien und Empfindlichkeiten

Allergien gehören zu den Gesundheitsproblemen, die in letzter Zeit rapide zugenommen haben. Ob dies auf die höheren Belastungen zurückzuführen ist, die unserem Körper aufgebürdet werden, oder ob es damit zu tun hat, daß unsere Abwehrkraft ganz allgemein schwächer geworden ist, sei dahingestellt. Tatsache ist, daß wir in den letzten Jahren Hunderten von neuen Zusatzstoffen, Pestiziden, Chemikalien sowie vermehrter Strahlung natürlicher und künstlicher Art ausgesetzt worden sind, und Tatsache ist auch, daß unser Körper zwar eine ganz erstaunliche Fähigkeit zur Anpassung an veränderte Umstände hat, aber daß er genügend Zeit dafür braucht.

Allergien gehen gewöhnlich mit Symptomen wie Ausschlägen, Juckreiz, Atembeschwerden, laufender Nase, entzündeten Augen oder Kopfschmerzen einher, und viele Ärzte erkennen heutzutage an, daß zahlreiche andere Beschwerden, wie Arthritis, Bluthochdruck, Verdauungsstörungen und so weiter, infolge einer zugrundeliegenden Allergie, Überempfindlichkeit oder niedrigen Toleranz auftreten. Besonders empfindliche Reaktionen auf Nahrungsmittel können eine große Anzahl von physischen, emotionalen und mentalen Problemen verursachen, zum Beispiel Überaktivität, besonders bei Kindern, und plötzliche Verhaltens- und Stimmungsänderungen. Einige Menschen werden gerade nach den Nahrungsmitteln süchtig, gegen die sie empfindlich sind, bei anderen entwickeln sich Eßstörungen. Empfindliche Reaktionen auf Nahrungsmittel können auch verhindern, daß Sie abnehmen. Die folgenden Nahrungsmittel verursachen häufig allergische oder empfindliche Reaktionen:

Kaffee, Cola, Schokolade, schwarzer Tee,
Tomaten, Paprikaschoten, Auberginen, Kartoffeln,
Tabak, Milchprodukte, Eier, Mayonnaise,
Gewürze,
Salz,
Fleisch (besonders rotes),
Zucker jeder Art.

Durch Muskeltesten kann man herausfinden, welche Dinge eine nachteilige oder schwächende Wirkung auf einen Menschen haben. Es gibt mehrere Methoden, um diese Empfindlichkeiten zu testen, von denen einige spezifisch für das System der Kinesiologie sind, aus dem sie stammen. *Applied Kinesiology* und *Touch for Health* wenden verschiedene Muskeltests an, bei denen das Nahrungsmittel oder die Flüssigkeit nach Möglichkeit in den Mund genommen wird. Nachdem die Testperson balanciert wurde, bekommt sie die verdächtige Substanz in den Mund. Danach werden verschiedene Muskeln getestet, in diesem Fall die Muskeln, die mit den Verdauungsfunktionen in Verbindung stehen, wie der Pectoralis major clavicularis (Magen), Latissimus dorsi (Milz/Bauchspeicheldrüse/Zuckerstoffwechsel), Anterior deltoid (Gallenblase/Fette). Wenn die Substanz verursacht, daß einer oder mehrere Muskeln nicht sperren, zeigt dies an, daß sie die Testperson derzeit nachteilig beeinflußt. Daher könnten sich die Gesundheit und das Wohlbefinden des Menschen allgemein verbessern, wenn er sich ihrer für ein paar Wochen enthält. Wenn notwendig, führt der Kinesiologe weitere Tests durch, um zu bestimmen, ob es sich hier um eine Empfindlichkeit oder um eine Allergie handelt. Manchmal besteht das Problem in der Menge; ein kleines Stück Apfel ist bekömmlich, ein ganzer Apfel jedoch nicht. Der Kinesiologe betrachtet den Menschen immer als Ganzes und kann daher entdecken, ob ein Verdauungsproblem vorliegt, eine Nahrungsmittel-Empfindlichkeit oder vielleicht nur eine bedingte Reaktion. Manche Menschen haben sich nämlich selbst davon überzeugt, daß sie gegen alles allergisch sind.

In diesem Zusammenhang fällt mir Malcolm ein, der gegen eine große Anzahl von Pflanzen allergisch war. Wann immer er in die Nähe irgendwelcher Blumen kam, mußte er unaufhörlich niesen, und seine Augen tränten. Er suchte mich eines Tages auf und begann sofort zu niesen, als er sich einer Vase mit Blumen näherte, und weil ihm die Tränen in die Augen schossen, konnte er nicht erkennen, daß die Blumen aus Seide waren.

Viele Kinesiologen verwenden einen umfangreichen Satz bekannter Allergene in Glasfläschchen, der es ihnen ermöglicht, eine ganze Reihe von Substanzen in kurzer Zeit zu testen. Nach den Regeln der *Applied Kinesiology* ist es jedoch erforderlich, daß jede Substanz, die in bezug auf Allergie oder Überempfindlichkeit getestet wird, so mit dem Körper in Kontakt kommt, wie es im täglichen Leben geschieht, also im Mund, durch Einatmung oder Einreiben auf der Haut. Es wird nicht als ausreichend akzeptiert, Substanzen in Fläschchen oder Phiolen zu füllen. Jede Substanz besitzt ihr eigenes elektromagnetisches Energiefeld, und daher verursacht eine Substanz, die eine allergische oder ungünstige Reaktion der Testperson hervorrufen würde, Disharmonie in den Energiefeldern des Körpers, die durch Muskeltesten abgelesen werden kann. In Fläschchen befindliche Nahrungsmittel und Chemikalien beeinflussen diese Energiefelder nicht.

Human Ecology Balancing Sciences (Wissenschaft von der Balancierung der menschlichen Ökologie – Seite 133 ff.), eine Richtung der Kinesiologie, plaziert Substanzen zum Testen in vier Bereiche, nämlich: die linke Körperseite (Milz/Bauchspeicheldrüse), die rechte Körperseite (Leber), zwei Zentimeter unterhalb des Nabels (der Alarmpunkt des Dreifachen Erwärmermeridians, mit dem endokrinen System verbunden), zwei Zentimeter oberhalb des Nabels (Thymus, Bereich des Blutzuckertests). In der *Health Kinesiology* (Gesundheitskinesiologie – Seite 129 ff.) wird die Testperson angewiesen, den Allergietestpunkt unmittelbar vor dem Ohr zu berühren. Dann wird ein Indikatormuskel benutzt, um die Substanz zu testen, die unmittelbar unterhalb des Nabels an den Körper gehalten wird. Die Korrekturen beinhalten das Klopfen spezieller Akupunkturpunkte. Die Urheber dieser beiden Systeme, Steven Rochlitz und Jimmy Scott, haben ausgezeichnete, leicht verständliche Bücher geschrieben, die es allen Menschen ermöglichen, Allergien selbst zu behandeln.

Überkreuzbewegungen

Überkreuzbewegungen machen Sie, wenn Sie jeweils den Arm und das Bein der gegenüberliegenden Seite gleichzeitig bewegen, wie Sie es auf natürliche Weise tun, wenn Sie gehen und Ihre Arme frei schwingen lassen. Diese Bewegungen helfen, die Muster des neurologischen Flußes zwischen Links und Rechts zu balancieren und zu integrieren. Überkreuzbewegungen stimulieren Aktivitäten in beiden Hirnhälften und bringen sie in Balance. Die linke Hirnhälfte kontrolliert die rechte Körperseite, die rechte Hirnhälfte die linke Körperseite.

Einfaches auf der Stelle Marschieren verbessert Ihre Koordination, aktiviert Ihr ganzes Gehirn, stimuliert den Lymphfluß, unterstützt Ihr Erinnerungs- und Konzentrationsvermögen, erhöht Ihren IQ und verbessert Ihre Leistung und Ihr allgmeines Wohlbefinden. Beispiele für grundlegende Überkreuzbewegungen werden im folgenden Kapitel gegeben. Manchmal werden Überkreuzbewegungen mit Augenbewegungen, verbalen Aussagen, dem Summen einer Melodie oder dem Hersagen von Zahlen verbunden, um Körper und Geist neu zu programmieren.

Surrogattest

Es gibt Zeiten und Situationen, in denen es unmöglich oder unpraktisch ist, Muskeltesten unmittelbar bei einem Menschen anzuwenden. Der Mensch könnte beispielsweise im Koma liegen, gelähmt sein, heftige Schmerzen haben, eine andere Sprache sprechen, Glieder im Gipsverband haben, es könnte sich um ein Baby oder Kleinkind handeln oder um jemanden, der alt oder gebrechlich ist. In all diesen Fällen ist es notwendig, sich beim Muskeltesten eines Surrogats (Ersatz, Stellvertreter) zu bedienen. Es ist einem Menschen möglich, die Ungleichgewichte eines anderen widerzuspiegeln, während die beiden in Kontakt bleiben.

Wenn wir all die Energiefelder betrachten, die uns umgeben, ist es nicht schwierig zu verstehen, wie man über einen Menschen die Ungleichgewichte in einem anderen ermitteln kann. Wenn wir mit einem anderen Menschen in Kontakt sind, vermischen sich die Energiefelder und spiegeln einander wider. Wenn bei einer kosmetischen Behandlung mit Hochfrequenzstrom gearbeitet wird, bilden Klientin und Therapeutin einen Stromkreis, obwohl das keine von beiden sehen oder fühlen kann. Bei der Behandlung wird eine Glaselektrode bei der Klientin angesetzt, und man kann klar sehen, wie der elektrische Strom in seinem Glasbehälter umhertanzt. Wenn ein Dritter eine von beiden berühren sollte, würden alle drei einen elektrischen Schock fühlen. Der Strom fließt also von der Elektrode durch die Therapeutin und Klientin und bildet einen Stromkreis, obwohl beide ihn nicht sehen oder fühlen können. Ebenso zeigt die Surrogatperson die Ungleichgewichte des anderen Menschen nur, während der Kontakt besteht; wenn der Kontakt unterbrochen wird, spiegelt sie die Muskelreaktionen des anderen nicht mehr wider.

Die Korrekturen werden an dem Menschen ausgeführt, der das Problem hat, und dann wird die Surrogatperson erneut getestet, um festzustellen, ob die Korrekturen wirksam waren. Die Surrogatperson muß zunächst balanciert werden, um sicherzustellen, daß man klare Botschaften erhält. Wenn während des Testens irgendein Zweifel über die Reaktion besteht, prüft der Therapeut genau nach, indem er die Surrogatperson von der Testperson trennt und die Surrogatperson erneut testet. Die Surrogatperson fühlt gewöhnlich kein Unbehagen während des Vorgangs, obwohl sehr sensible Menschen vorübergehende Veränderungen im eigenen Körper wahrnehmen können. Sie übernehmen jedoch keineswegs alle Schmerzen des anderen Menschen.

Einige Anwender bedienen sich regelmäßig ein und derselben Surrogatperson, mit deren Muskelreaktionen sie vertraut sind. Auf diese Weise können sie Ungleichgewichte leichter und schneller bestimmen. Auch wenn der Therapeut findet, daß die Muskelreaktionen unklar sind, könnte er die Ergebnisse über eine Surrogatperson abklären. Beim Testen von Pflanzen und Tieren funktioniert Muskeltesten mit einem Surrogat ebenfalls gut.

Terminologie

Innerhalb der Kinesiologie hat sich eine Terminologie herausgebildet, die inzwischen allgemein gebräuchlich ist. Für Leser dieses Buches mögen die folgenden Erklärungen nützlich sein.

Indikatormuskel

In *Applied Kinesiology* und *Touch for Health* werden viele Muskeln benutzt, um ein Feedback vom Körper zu erhalten. Neuerdings wird jedoch in zunehmendem Maße nur ein Muskel benutzt, um die Reaktion des Körpers abzufragen; wenn dies geschieht, bezeichnet man den zum Test benutzten Muskel als Indikatormuskel. Das kann jeder normal funktionierende Muskel im Körper sein, dessen Verbindung mit einem Meridian in diesem Zusammenhang nicht wichtig ist. Ein *starker* Muskel zeigt eine Veränderung in der Reaktion, wenn der Körper einem unerträglichen Reiz ausgesetzt wird.

Muskelbiofeedback
Anwendung von Muskeltesten als Zugriff auf die Information des Körpers.

Clearing (Testen der Fähigkeit von Muskeln
zu richtiger Reaktion)
Alle Muskeln sind imstande, wenn es angebracht ist, eine Veränderung in der Reaktion anzuzeigen, abzuschalten (Seite 25), schwach zu testen. Die Fähigkeit eines Muskels, augenblicklich abzuschalten, ist besonders wichtig, wenn man nur einen Muskel benutzt, um die Reaktionen des Körpers abzufragen. Es gibt folgende Methoden, um die Fähigkeit eines Muskels zu testen: an der Mitte des Muskels arbeiten, um die Fasern zusammenzudrücken (Spindelzellen, Seite 53 f.); einen Magneten auf den Muskel legen, Südpol (an), Nordpol (ab); die Testperson blickt auf ein Pluszeichen (an), auf ein Minuszeichen (ab); die Testperson sagt ja (an), nein (ab) oder macht eine verbale Aussage: „Ich heiße Ann Holdway" oder „Mein Name ist Patty Smith" – der Muskel sollte bei Nennung des falschen Namens abschalten.

Polaritätsswitching
Es gibt Zeiten, in denen Sie Ihre rechte Hand nicht von der linken unterscheiden können; Sie strecken beispielsweise Ihren linken Arm aus, wenn Sie davon sprechen, nach rechts abzubiegen. Dies kann auch mit dem Körper geschehen und dazu führen, daß Muskeln ein verwirrendes oder unrichtiges Feedback geben. Zur Korrektur von Polaritätsswitching und zur Reduzierung einer verworrenen

Botschaft legen Sie eine Hand auf den Nabel und massieren gleichzeitig kräftig mit Zeigefinger und Daumen der anderen Hand die Punkte unmittelbar unter den Schlüsselbeingelenken zu beiden Seiten des Brustbeins.

Dehydrationstest

In einer weiteren Vorüberprüfung stellt man fest, ob genug Wasser im Körpersystem vorhanden ist, um den Muskeln die richtigen Reaktionen zu ermöglichen. Dies geschieht durch Testen eines starken Indikatormuskels (vgl. Seite 75 f.), während man sanft an etwas Haar am Kopf des Klienten zieht. Wenn der Klient kahl ist, nimmt man die Augenbrauen oder irgendein anderes Körperhaar. Sollte der Muskel daraufhin abschalten, muß der Patient etwas Wasser trinken, ehe man die Sitzung fortsetzen kann.

Ionisation

Dies bezieht sich auf die Einatmung durch die Nasenlöcher, den positiven Fluß durch das rechte und den negativen Fluß durch das linke Nasenloch. Beide Nasenlöcher sollten frei und nicht verstopft sein, da dies die Balance der Ionisation beeinträchtigen würde, was wiederum einen nachteiligen Einfluß auf die Funktion der Hirnhemisphäre hätte. Denken Sie daran, wie schwer es ist, klar zu denken, wenn man Schnupfen hat. Bei dem Test atmet man durch ein Nasenloch ein und durch das andere aus und achtet dabei auf jede Veränderung in der Muskelreaktion, die anzeigt, daß die Ionisation der Korrektur bedarf.

*Therapie- oder Funktionskreislokalisierung
und Challenging (Überprüfung)*

Mit diesem Verfahren ermitteln Sie, welche Korrekturen benötigt werden, um den Körper wieder in Balance zu bringen. Wenn eine Muskelreaktion schwach ist, kann der Klient durch Berührung der Behandlungspunkte, die mit dem Muskel verbunden sind, feststellen, welche Punkte den Muskel balancieren helfen. Auf diese Weise zeigt der Körper an, was er benötigt. Der Klient kann nach der Behandlung denselben Punkt berühren, was als *Challenging* bekannt ist, um festzustellen, ob weitere Korrekturen benötigt werden. Der Klient berührt den Punkt, der gerade behandelt worden ist; wenn der Muskel jetzt schwach wird, ist weitere Behandlung erforderlich. In der *Applied Kinesiology* dient die Berührung durch den Getesteten dazu, festzustellen, welche Behandlung hilft, und anschließend zur Abschätzung ihrer Wirksamkeit. Der Behandler ermittelt durch Berührung die Bereiche, die der Behandlung bedürfen. Wenn eine Behandlung erforderlich ist, wird ein starker Muskel schwach, wenn der Behandler den betreffenden Bereich berührt.

Riddlers Reflexe

Diese Reflexpunkte auf dem Kopf und auf dem Körper zeigen Ernährungsmängel an. Dr. Robert Riddler entdeckte diese Punkte und verglich sie mit Bluttests. Viele dieser Punkte sind Akupunkturpunkte, deren Stimulierung bestimmte Zustände mildert.

Fingerstellungen (modes)

Die von Dr. Alan Beardall entwickelten Fingerstellungen sind eine Art Code zur Entzifferung der körpereigenen Informationen, die den Prozeß der Bestimmung und Behandlung von Ungleichgewichten erheblich beschleunigen. Diejenigen von Ihnen, die mit Computern vertraut sind, können vielleicht mit folgendem Vergleich etwas anfangen: Es ist wie die Verwendung von Abkürzungen, wobei ein Befehl mit der Kontrolltaste und einer anderen

Taste ausgeführt wird. Während des Muskeltestens berührt der Daumen die Punkte an den Fingern. Während der Behandler oder der Klient die Fingerstellung hält, bezieht er sich auf Dinge wie Ernährung, Struktur, Emotionen, Allergien und so weiter und stellt folgende Fragen: „Handelt es sich um ein ernährungsbedingtes Problem? Ist es emotional bedingt?" und so weiter.

Priorität

Diese Fingerstellung wird benutzt, um zu entscheiden, ob das angezeigte Ungleichgewicht zuerst behandelt werden muß oder ob es etwas anderes gibt, das zunächst der Korrektur bedarf. Oft führt die Korrektur dessen, was der Körper als Priorität betrachtet, dazu, daß andere Ungleichgewichte sich auflösen, ohne daß man sie direkt bearbeiten muß.

Verweilmode (Pause Lock)

Wenn jemand aus der Balance ist, gibt es dafür gewöhnlich mehr als eine Ursache, und der Behandler muß all diese Informationen sammeln und bewahren, bevor er eine Korrektur ausführt. Die Bezeichnung *Pause Lock* ist in der Elektronik und bei Computern geläufig und bedeutet, die Information über ein bestimmtes Problem im gesamten Körper zu speichern. Um ein Ungleichgewicht in *Pause Lock* zu setzen, testet der Anwender den Indikatormuskel, während die Testperson gleichtig die Beine auseinanderspreizt. Dieser Vorgang überträgt die Information über das Ungleichgewicht auf den ganzen Körper. Der Körper bewahrt diese Information, während die Behandlung fortgesetzt wird. Die Aufzeichnung wird gelöscht, sobald die Beine wieder geschlossen werden.

WIE HELFE ICH MIR SELBST
MIT KINESIOLOGIE?

Ein weiser Mensch sollte erkennen, daß Gesundheit sein kostbarster Besitz ist, und lernen, seine Krankheit aufgrund seiner eigenen Beurteilung zu behandeln.

Hippokrates

Es gibt viele einfache, aber wirksame kinesiologische Techniken, die Sie als einigermaßen gesunder Mensch unbedenklich anwenden können, um sich selbst zu helfen. Sie brauchen nicht zu wissen, wie man Muskeln testet, obwohl dies vorteilhaft sein kann, wenn Sie die Dinge weiterführen wollen. Viele Menschen, die *Touch for Health* erlernt haben, massieren als Teil ihres täglichen Gesundheitprogramms alle lymphatischen Punkte oder fahren die Meridiane ab, so wie Zähneputzen. Wenn Sie sich nicht gut fühlen oder ein seit langer Zeit bestehendes Problem haben, ist es am besten, einen Kinesiologen zu konsultieren, der Sie auch beraten wird, wie Sie sich selbst helfen können. Wenn Sie mehr darüber wissen möchten, wie Sie sich selbst und anderen helfen können, sollten Sie in Betracht ziehen, an einem Kurs in *Touch for Health* teilzunehmen.

Indem Sie die Fähigkeit erwerben, Ihre Schmerzen selbst zu lindern, übernehmen Sie zunehmend mehr Verantwortung für Ihren eigenen Gesundheitszustand. Das heißt nicht, daß Sie die Rolle des Arztes oder Therapeuten spielen, sondern bedeutet nicht mehr und nicht weniger, als daß Sie sich selbst um das höchste Gut kümmern, das Sie haben – Ihre Lebensqualität.

Vor zwanzig Jahren begann ich meine Klienten davon zu überzeugen, wie wichtig es sei, mehr persönliche Verantwortung für das eigene Wohlergehen zu übernehmen, da in Zukunft (in England) weniger Krankenhäuser und weniger Ärzte zur Verfügung stehen würden. Die jetzige Situation hat meine Erwartungen weit übertroffen. Die medizinische Versorgungslage scheint an einem bisher unerreichten Tiefpunkt angelangt, und von Nachsorge kann man nur noch träumen. Unserem Gesundheitspflegesystem stehen noch weitere radikale Veränderungen bevor. Natürlich wird es immer einen Bedarf an medizinischen Fachkräften geben, und sie sollten uns allen zur Verfügung stehen, wenn wir sie brauchen. Auf der anderen Seite hilft es jedem von uns, sich des eigenen Körpers bewußter zu sein, wenn diese Hilfe in Anspruch genommen werden muß.

Es ist wichtig, daß Sie sich Ihren Körper als ein Ganzes vorstellen und darauf achten, was Sie essen und trinken, wieviel und wie Sie sich bewegen, daß Sie genug Schlaf und Zeit zur Entspannung finden und daß Sie lernen, durch eventuell notwendige Änderung von Gedanken, Einstellungen und Überzeugungen negativen Streß zu vermindern. All das sind Teile des ganzen Bildes. Viele kleine Schritte führen zum Ziel, und keiner davon macht allzuviel Mühe.

Wasser

Wasser ist die Grundlage allen Lebens auf der Erde. Es ist auch ein vielfach vergessener Nährstoff, obwohl wir es alle als Hauptnahrungsmittel für Pflanzen anerkennen. Jede lebende Zelle benötigt Wasser ebenso wie Nährstoffe und Sauerstoff. Die meisten Kinesiologie-Anwender sondieren mit Muskeltesten als Teil einer Vorüberprüfung, ob sich genug Wasser im Körper der Testperson befindet (Dehydrationstest, beschrieben auf Seite 77). Um klare Botschaften von den Muskeln zu erhalten, muß genug Wasser im Körper vorhanden sein.

Unser Körper besteht zu 70 Prozent aus Wasser. In *Touch for Health* wird empfohlen, für jedes Pfund Körpergewicht 0,01 Liter Wasser zu trinken und dies im Falle von Unwohlsein auf das Doppelte zu erhöhen. Das sind täglich sechs bis acht Gläser Wasser, die möglichst zwischen den Mahlzeiten getrunken werden sollten. Wassertrinken zu den Mahlzeiten verdünnt die Verdauungsenzyme und macht die Verdauung weniger wirksam. Es muß auch Wasser sein – kein Tee, Kaffee, Fruchtsaft, Cola, Brause; diese Getränke können kein Ersatz für Wasser sein, denn der Körper verarbeitet sie als *Nahrungsmittel*.

Durst ist nicht immer ein zuverlässiges Zeichen, ob Sie Wasser benötigen oder nicht. Es ist eine gute Richtschnur, immer dann ein Glas Wasser zu trinken, wenn Sie sich müde oder träge fühlen, wenn Sie langsamer werden oder sich schwer konzentrieren können. Sie werden gewöhnlich feststellen, daß Sie das, womit Sie gerade beschäftigt waren, anschließend sehr viel besser tun können. Wasser ist sehr wichtig für unsere Gesundheit. Wenn wir älter werden, verlieren wir unseren Durst, unser Körper trocknet aus, Schrumpfung kann einsetzen, die Organe werden etwas kleiner und ebenso das Gehirn. Frühe Anzeichen von Senilität können durch das Trinken der richtigen Wassermenge aufgehoben werden. Wasser hilft Giftstoffe auszuspülen, verlangsamt den Alterungsprozeß, vermindert Falten durch Hydratisierung der Haut von innen und kann bei der Gewichtsreduktion helfen. Muß ich noch mehr sagen?

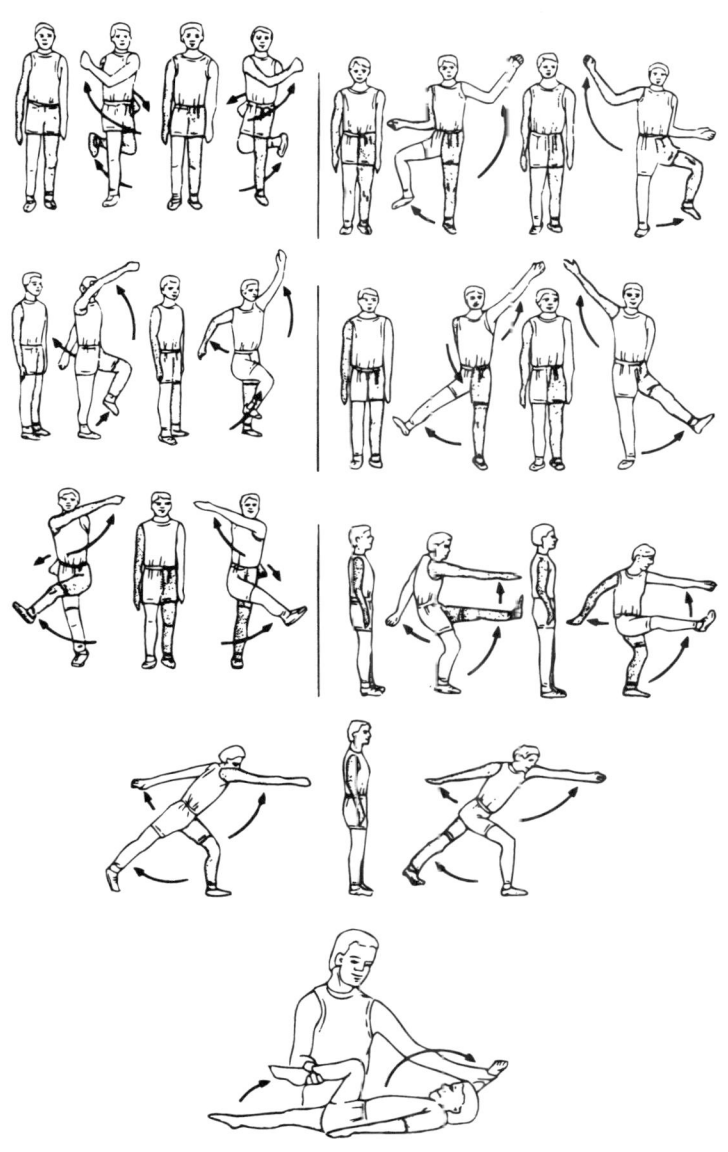

Überkreuzbewegungen

Überkreuzbewegungen

Mit etwa acht Monaten fangen Babies an zu krabbeln, und in dieser Zeit organisieren sich auch unsere Wahrnehmungssysteme über die Mittellinie des Körpers hinaus. Durch das Krabbeln wird die spätere Fähigkeit zum Lesen und Schreiben vorbereitet, die es erforderlich macht, daß Hände, Augen und Geist sich von links nach rechts bewegen. Einige Kleinkinder lassen die Krabbelstufe aus. Sie schieben sich mit dem Gesäß weiter oder gebrauchen beide Arme, um sich vorwärtszuziehen. Wenn wir eine Stufe unserer Entwicklung auslassen, so kann sich dies auf die eine oder andere Weise auf unsere spätere Entwicklung auswirken. Daher sollte man ein Baby auch nicht antreiben oder zu früh zum Laufen ermuntern. Das wäre ein Eingriff in den normalen Entwicklungsprozeß der neurologischen Muster und könnte zu Lese-Rechtschreibschwächen, Stottern, Schielen, Konzentrationsmangel und Unbeholfenheit führen. Die Integration von linker und rechter Gehirnhälfte ist für eine normale Entwicklung sehr wichtig.

Als Überkreuzbewegungen bezeichnet man alle Bewegungen, die jeweils einen Arm und ein Bein auf der einander gegenüberliegenden Körperseite beanspruchen. Diese Art von Bewegung *erzieht* und organisiert das Nervensystem und verbessert sowohl die Koordination als auch sämtliche mentale Fähigkeiten. In der Kinesiologie wird Überkreuzbewegung eingesetzt, um die Konzentrationsfähigkeit zu steigern und Lese- und Schreibfähigkeiten sowie sportliche Leistungen zu verbessern.

Überkreuzbewegungen können Sie zu einem festen Bestandteil Ihres täglichen Übungsprogramms machen. Besonders nützlich sind sie vor jeder Aktivität, die Streß verursacht, beziehungsweise immer dann, wenn Sie Ihre Leistung verbessern wollen, etwa vor einem Wettlauf oder vor einer Prüfung. Sie können die auf Seite 83 abgebildeten Übungen bei Bedarf etwa achtmal wiederholen oder so oft, wie Sie es als angenehm empfinden. Vielleicht haben Sie Lust, Ihre Lieblingsmusik anzustellen, während Sie die Bewegungen machen. Wenn Sie mit Kleinkindern arbeiten, ist es leichter, sie hinzulegen und passiv durch die Bewegungen zu führen.

Streßabbau

Die Dinge selbst sind weder gut noch schlecht, nur unser Denken macht sie dazu.

Hamlet, William Shakespeare

Streß ist Teil unseres Lebens und unserer Lebendigkeit, weil er uns den Schwung gibt, um Dinge zu erledigen, voranzukommen und es mit Herausforderungen aufzunehmen. Positiver Streß regt an und steigert unseren Tatendrang, aber wenn wir von Streß sprechen, meinen wir in der Regel etwas anderes: starke Anspannung, Frust und all die negativen Gefühle, die damit einhergehen. Wenn wir auf diese Weise gestreßt sind, funktionieren wir nicht gut; in unseren Muskeln baut sich Spannung auf, und wir sind nicht mehr in der Lage, klar und objektiv denken. Streßhormone werden freigesetzt, die unser Immunsystem erschöpfen, wenn sie keine Zerstreuung finden, und das bedeutet, daß wir anfällig für Infektionen werden.

Wir alle kennen die Gefühle, die starken negativen Streß begleiten: innere Leere, verkrampfter Magen, Hilflosigkeit, Angst, Konzentrationsmangel, Übelkeit, Schwindel und so weiter. Die Auswirkungen unterschwelliger negativer Stimmungen, denen wir tagtäglich ausgesetzt sein mögen, sind allerdings sehr viel weniger offensichtlich. Vielleicht werden Sie ständig mit Terminen konfrontiert, die Sie einhalten müssen, mit Arbeit, die Sie hassen, mit Leuten, die Sie irritieren. Solche negativen Stimmungen, die über lange Zeit hinweg bestehen, vergeuden Ihre Energie und führen dazu, daß Sie sie früher oder später nicht mehr ertragen können, oder aber, daß Sie sich selbst ständig unwohl fühlen, ohne recht zu wissen, warum.

Wie der Körper auf Streß reagiert

Manche Menschen scheinen in Streßsituationen regelrecht über sich selbst hinauszuwachsen, während andere überhaupt nicht damit fertig werden. Nehmen wir zum Beispiel das Fliegen. Für manche Menschen gibt es nichts schöneres, als in einem Flugzeug hoch über den Wolken zu schweben, andere werden beim bloßen Gedanken daran nervös oder sogar ängstlich, und es gibt Menschen, die neutral reagieren. Es ist also nicht unbedingt die Situation, die den Streß verursacht, sondern vielmehr unsere Wahrnehmung der Situation. Die folgenden Abschnitte beschreiben die Veränderungen, die jedesmal in Ihrem Körper vor sich gehen, wenn Sie Streß erfahren, sei er real oder nur vorgestellt.

„Streß ist die nicht spezifische Reaktion des Körpers auf jede an ihn gestellte Anforderung." Dr. Hans Selve, der Vater der Streßforschung, definiert Streß auf diese Weise. Er prägte auch den Begriff GAS (*General Adaption Syndrome*), besser bekannt als „Kampf-oder-Flucht-Mechanismus", um die physiologischen Reaktionen des Körpers auf Streß zu beschreiben. Es sind folgende:

1. Stufe: Die Alarmreaktion

Der Körper wird in Alarmbereitschaft versetzt, der Verteidigungsmechanismus tritt in Aktion, Hormone fließen in den Blutkreislauf, Arterien verengen sich, das Herz schlägt schneller, der Puls erhöht sich, das Blut fließt aus den Extremitäten in die Organe, die Hauttemperatur sinkt, die Haut verliert Farbe, wird blaß oder weiß, die Verdauung verlangsamt sich, die Pupillen erweitern sich, Glukose wird freigesetzt, um Energie zu liefern. All diese Veränderungen geschehen innerhalb von Sekunden.

2. Stufe: Reaktionsphase

Der Körper entscheidet, was getan werden muß. In Situationen, in denen es ums Überleben geht, bleibt keine Zeit, um zu denken und bewußte Entscheidungen zu treffen, daher fällt die Gehirnkontrolle zurück ins hintere Gehirn, wo unsere Erinnerungen gespeichert sind und wir automatisch aufgrund vergangener Erfahrung oder gespeicherter Informationen reagieren. Der Kampf-oder-Flucht-Mechanismus läßt eine Katze mit Jungen, der sich ein Hund nähert, mit großer Wahrscheinlichkeit kämpferisch reagieren: Sie macht einen Buckel, faucht und zeigt ihre Krallen. Eine Katze ohne Junge würde in derselben Situation vermutlich flüchten. In beiden Fällen werden die freigesetzten Streßhormone verbraucht und zerstreut. Bei uns Menschen geschieht es oft, daß Emotionen ins Spiel gebracht werden. Wir speichern Dinge im Gedächtnis, und dadurch entstehen weitere Streßhormone, und der Körper gerät noch mehr aus der Balance.

3. Stufe: Überwältigung

Das Hauptanliegen des Körpers besteht nun darin, die Streßhormone aufzulösen. Das Blut wird aus den großen Skelettmuskeln in Armen und Beinen abgezogen und fließt in die Bauchorgane. Das führt dazu, daß die Koordination des Körpers ab- und die Neigung zu Unfällen zunimmt. Auch die Hirnaktivität ist beeinträchtigt, was einen temporären Gedächnisverlust beziehungsweise eine geistige Blockade, einen sogenannten Blackout, nach sich zieht. Das Wissen ist zwar immer noch vorhanden, aber in dieser Phase können Sie sich oft beim besten Willen nicht daran erinnern. Erst wenn die Blutversorgung des Hirnstirnlappens wieder gewährleistet ist, kommen die Erinnerungen zurück und können artikuliert werden.

4. Stufe: Wiederherstellung
Normalerweise ist der Körper durchaus in der Lage, Streß zu bewältigen. Probleme gibt es erst dann, wenn die Streßreaktion übermäßig ist und der Körper sich all der zusätzlich erzeugten Hormone nicht mehr entledigen kann. Dann arbeiten dieselben physiologischen Veränderungen, die in der Alarmstufe hilfreich waren, gegen den Körper, weil die Streßreaktion ständig ausgelöst wird, ohne daß Gelegenheit wäre, ihre Nebenprodukte zu beseitigen oder aufzulösen. Wenn diese Art von Streß langfristig erfahren wird, sind nachhaltige gesundheitliche Störungen unvermeidbar.

Die emotionalen Streßpunkte
Es gibt eine einfache, aber hochwirksame Technik, die in der gesamten Kinesiologie zur Beseitigung von emotionalem Streß angewandt wird. Machen Sie sich zunächst bewußt, welche Situationen in Ihrem Leben Sie wahrscheinlich stressen. Vielleicht schaffen Sie es einfach nicht, den Bankdirektor um einen Kredit zu bitten, dem schwierigen Arbeitskollegen gegenüberzutreten, emotionale Stimmungen oder jede andere Situation zu bereinigen, in der Sie sich unter Druck, aus der Kontrolle oder unbehaglich fühlen.

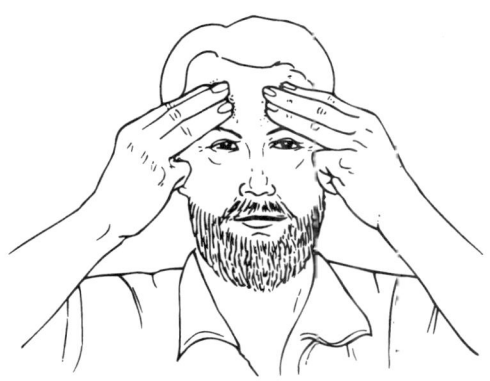

Emotionale Streßablösung

Wählen Sie eine Zeit, in der Sie keine Störung zu erwarten haben. Machen Sie es sich bequem, im Sitzen oder im Liegen, schließen Sie die Augen und legen Sie die Fingerspitzen zwischen Augenbrauen und Haaransatz auf die Stirnhöcker. Denken Sie an das, was Sie streßt. Lassen Sie sich die Gedanken weiterhin durch den Sinn gehen, bis Sie schwinden oder bis die Pulse, die Sie unter den Fingern fühlen, übereinstimmen.

Nun öffnen Sie die Augen, konzentrieren sich erneut auf das, was Sie streßt, und beachten, wie Sie sich fühlen und welche Veränderungen Sie bemerken. Sie stellen vielleicht fest, daß Sie sich auf einen anderen Aspekt des Problems konzentrieren, den Sie ebenfalls bereinigen müssen. Sie können diese Technik auch anwenden, um den positiven Ausgang einer vergangenen Erfahrung oder einer zukünftigen Begebenheit zu visualisieren. Lassen Sie sich die entsprechende Szene so durch den Sinn gehen, wie Sie sie gern haben möchten, während Sie die emotionalen Streßpunkte halten. Sehen Sie sich selbst auf eine Weise mit der Situation umgehen, die Ihnen angenehm ist und das gewünschte Ergebnis bringt. Sehen Sie den ganzen

Ablauf ein paarmal vor sich, als ob Sie sich selbst im Fernsehen zuschauten. Gebrauchen Sie diese Technik für alle Situationen, vor denen Sie Angst haben und in denen Sie Ihre Leistung verbessern wollen. Sie können auch Ihre Familie und Ihre Freunde damit behandeln, um sie in Streßsituationen zu besänftigen, zu beruhigen und zu entspannen.

Schmerzen

Die Massage von neurolymphatischen und anderen Punkten (Abbildungen Seite 90–98) kann helfen, viele alltägliche Schmerzen zu lindern. Wenn Sie ein chronisches Problem haben, sollten Sie auf jeden Fall fachliche Hilfe in Anspruch nehmen.

Schmerzen im unteren Rücken

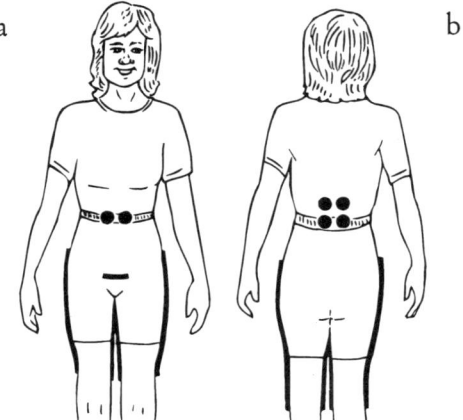

Massagepunkte zur Schmerzlinderung im unteren Rücken: Die Punkte und starken Striche bezeichnen die Hauptbereiche.

Viele Schmerzen werden durch Haltungsfehler verursacht, die durch ein Ungleichgewicht in den Muskeln bedingt sind. Die Knochen werden nämlich von den Musklen bewegt und nicht etwa umgekehrt. Es kommt zum Beispiel recht häufig vor, daß die Hüften verschoben sind, eine Seite höher oder weiter vorn als die andere. Eine derart ungünstige strukturelle Ausrichtung verursacht ein Ungleichgewicht im ganzen Körper und kann Schmerzen in verschiedenen Bereichen hervorrufen – im unteren Rücken, in den Schultern, im Nacken oder im oberen Rücken. Die Massage der neurolyphatischen Punkte für die Hauptmuskeln, die diesen Bereich unterstützen, kann helfen, den Körper wieder auszurichten und den Schmerz zu lindern. Reiben Sie diese Punkte jedesmal, wenn Sie eine Anstrengung im unteren Rücken spüren, wenn Sie Gegenstände gehoben oder bewegt oder schwere körperliche Arbeit verrichtet haben. Auf der Vorderseite des Körpers sind diese Punkte wie folgt angeordnet: zu beiden Seiten zwei Zentimeter seitlich und oberhalb des Nabels; am oberen Schambeinrand; auf der Innen- und Außenseite der Oberschenkel. Auf der Rückseite des Körpers liegen sie zu beiden Seiten der Wirbelsäule unmittelbar unter dem Brustkorb.

Kopfschmerzen

Kopfschmerzen hat jeder dann und wann. Für die meisten Menschen gehören sie zu den lästigen, aber kleineren Unannehmlichkeiten. Es gibt aber auch Menschen, für die rasende Kopfschmerzen, die oft Stunden oder sogar Tage andauern, zu einem regelrechten Alptraum werden. Neben Migräne, der unangenehmsten Form von Kopfschmerzen, gibt es Kopfschmerzen, die durch Gifte, Spannung, Verdauungsstörungen, Augenprobleme und

Entzündungen der Nasennebenhöhlen bedingt sind. Die Massage folgender Punkte hilft, einige davon zu lindern, ohne zur Tablette greifen zu müssen. Wenn die Kopfschmerzen regelmäßig auftreten oder andauern, müssen Sie weiter forschen und sich fragen, warum Sie Kopfschmerzen haben. Sind sie bedingt durch Streß (mental, emotional) oder haben sie körperliche Ursachen (verkrampfte, gespannte Muskeln, allergische Reaktionen, Ernährung, die Bildung von Toxinen), oder was kommt noch als Ursache in Frage?

Die Punkte sind oft empfindlich, besonders wenn sie relevant sind. Wenden Sie daher festen, aber sanften Druck an. Es sind neurolymphatische Punkte, deren Massage den Lymphfluß stimuliert. Dadurch lösen sich Blockaden, Gifte, die sich gebildet haben, und Ausscheidungsprodukte. Wenn Sie nicht wissen, was Ihre Kopfschmerzen verursacht, können Sie vielleicht mit Hilfe der folgenden Kurzbeschreibungen bestimmen, um welche Art von Kopfschmerzen es sich handelt, und sich allmählich bewußt werden, warum Sie sie bekommen.

Spannungskopfschmerzen

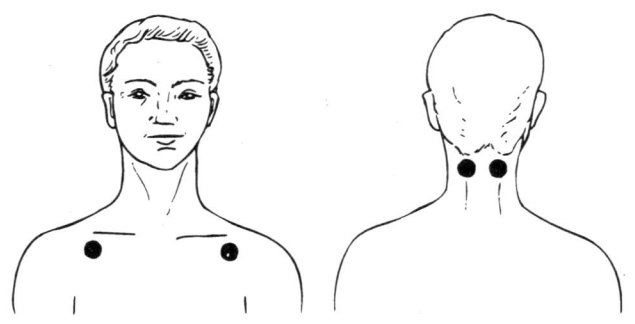

Dies ist die häufigste Art von Kopfschmerzen, deren Ursache in der Regel bekannt ist, weil sie den Schmerzen unmittelbar vorausgeht: Sie haben den Zug verpaßt, der Wecker hat nicht geklingelt, Sie stecken in einem Verkehrsstau und so weiter. Im allgemeinen tut der ganze Kopf weh, und es besteht ein deutliches Spannungsgefühl im Hinterhaupt, in den Schultern und im Nacken. Die Massage der auf Seite 92 abgebildeten Punkte hilft bei allen Schmerzen im Nacken und in den Schultern, nicht nur bei Kopfschmerzen.

Übelkeitskopfschmerzen

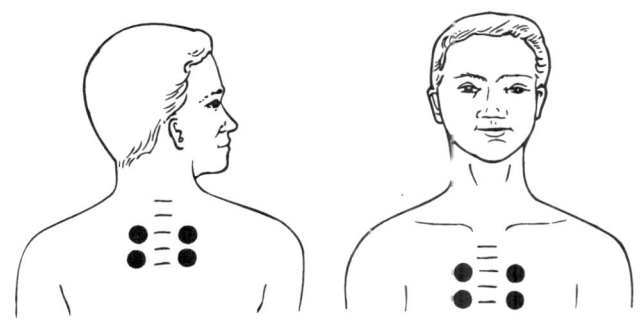

Diese Kopfschmerzen kommen von Verdauungsbeschwerden und sind den toxischen Kopfschmerzen sehr ähnlich. Wenn der Körper Schwierigkeiten hat, Nahrung so aufzuspalten, daß die Nährstoffe absorbiert werden können, kann dies zur Bildung von toxischen Substanzen im Körper führen. Da das Körpersystem überlastet ist, besteht das Endergebnis in Übelkeit und Kopfschmerzen. Vermeiden Sie fette Kost und essen Sie viel Vitamin A aus Karotten, Petersilie und anderen grünen und gelben

Gemüsearten. Die Massagepunkte liegen zwischen der dritten und vierten Rippe auf der Vorder- und Rückseite des Körpers (Abb. Seite 93).

Chronische Kopfschmerzen

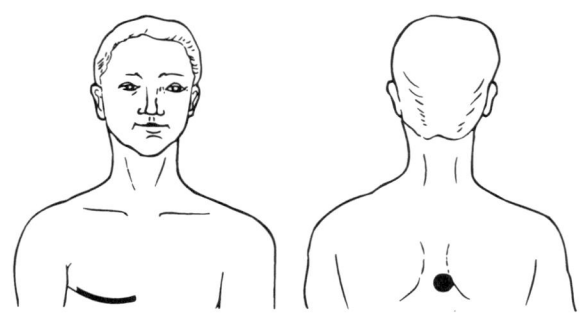

Chronische Kopfschmerzen können von einer Überlastung der Leber kommen. Vermeiden Sie gebratene Speisen, fetthaltige Süssigkeiten, Alkohol, mit Kohlensäure versetzte Getränke und Kaffee. In *Touch for Health* werden diese neurolymphatischen Punkte mit Migräne in Verbindung gebracht. Meiner Erfahrung nach wird bei Migräne jedoch weitere Hilfe benötigt. Menschen, die unter Migräne leiden, wissen oft schon einige Zeit vorher, daß ihnen ein Anfall bevorsteht, und ich würde vorschlagen, die Punkte in diesem Vorstadium zu massieren, um zu sehen ob das die Kopfschmerzen vertreibt. Ansonsten massieren Sie diese Punkte bei sehr heftigen Kopfschmerzen. Sie liegen rechts auf der Vorder- und Rückseite des Körpers zwischen der fünften und sechsten Rippe.

Toxische Kopfschmerzen

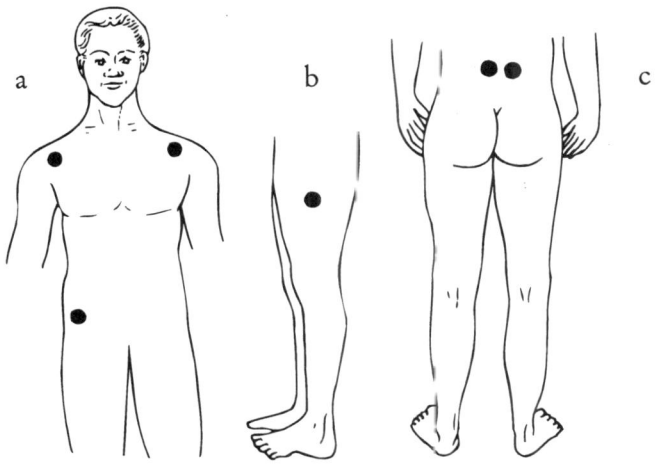

Diese Kopfschmerzen tauchen vermutlich in Verbindung mit Übelkeit, Durst, dunklen Augenringen, Schmerzen in den Schultern oder im unteren Rücken, Verstopfung, Kolitis und weiteren toxischen Zuständen des Körpers auf. Sie können davon kommen, daß man irgendeinem chemischen Faktor ausgesetzt war, einem Umweltgift oder Chemikalien, die im Haushalt oder an der Arbeitsstelle eingesetzt werden. Die Chemikalie, die den Kopfschmerz verursacht, ist gewöhnlich leicht zu bestimmen, da der Kopfschmerz sich entwickelt, kurz nachdem man ihr ausgesetzt war.

Was im Körper vor sich geht, ist allerdings weitaus schwieriger zu bestimmen. Toxine sind nämlich etwas, womit unser Körper ständig fertig werden muß, denn sie sind die natürlichen Nebenprodukte unserer täglichen Nahrung. Die Kopfschmerzen können demnach auf die fehlerhafte Funktion eines Organs hinweisen, das mit der Ausscheidung zu tun hat, zum Beispiel Darm, Nieren oder Leber. Wenn eines dieser Organe nicht richtig arbeitet, kann es vorkommen, daß nicht alle Abfallprodukte ausgeschieden werden. Die Abbildung auf Seite 95 zeigt die Punkte, die bei toxischen Kopfschmerzen massiert werden können. Auf der Vorderseite des Körpers liegen sie auf der Innenseite der Schultern und auf den Hüftknochen. Ein Punkt liegt auf der Außenseite des Beines, dort, wo der Mittelfinger das Bein berührt, wenn die Arme locker an den Seiten des Körpers herabhängen. Auf der Rückseite des Körpers liegen die Punkte unmittelbar unter dem Brustkorb.

Schmerzlinderung

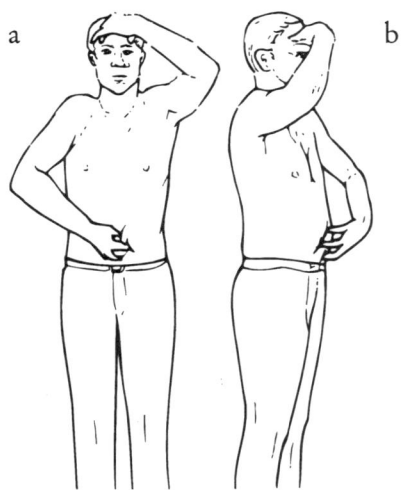

Diese Technik wirkt bei Schmerzen in jedem beliebigen Körperbereich und stammt aus dem Buch *Self Help for*

Streß and Pain (Selbsthilfe bei Streß und Schmerz) von Elizabeth und Hamilton Barkydt. Zuerst müssen Sie das Gehirn alarmieren, indem Sie die Bewegung oder Handlung ausführen, die den Schmerz verursacht. Dabei sollten Sie die Stärke des Schmerzes auf einer Skala irgendwo zwischen null und zehn plazieren (null bedeutet keinen und zehn unerträglichen Schmerz). Das wird Ihnen helfen, auch jede Veränderung zu bewerten.

Setzen Sie fünf Finger einer Hand um den Nabel herum, wobei sich der Daumen unmittelbar auf dem Nabel befindet. Massieren in einer gleichzeitig drückenden und kreisenden Bewegung tief mit den Fingern und dem Daumen. Vergewissern Sie sich, daß Sie das Fleisch bewegen und nicht nur die Kleidung; massieren Sie möglichst auf der bloßen Haut. Es ist ein wenig, als ob man Teig knetet. Berühren Sie gleichzeitig leicht die emotionalen Streßpunkte (Seite 89) auf der Stirn.

Wiederholen Sie dieses Muster – den schmerzhaften Bereich bewegen, die Finger um den Nabel herum setzen, massieren, die emotionalen Streßpunkte halten – bis der Schmerz vergangen ist. Wenn noch irgendein Restschmerz vorhanden ist, könnte es sein, daß Ihr Körper Zeit für die Anpassung an die erfolgten Wandlungen braucht, oder es könnte noch weitere Aspekte geben, die Bearbeitung erfordern, etwa Emotionen oder starre Muskeln.

Behandeln Sie Ihre Füße

Unsere Füße tragen uns ein ganzes Leben lang und helfen uns, die Balance zu bewahren. Sie werden jedoch meistens nicht beachtet und oft vernachlässigt oder als selbstverständlich vorausgesetzt, bis sie schmerzen. Die Massage der Punkte zwischen den Zehen kann bei Müdigkeit helfen, und sie verbessert die Koordination beim Gehen und

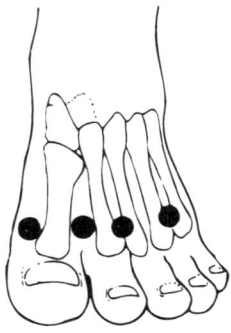

Fußmassagepunkte

Laufen. Seien Sie behutsam, denn die Punkte können sehr empfindlich sein.

Weitere Techniken

Thymusklopfen
Die Thymusdrüse ist eine der endokrinen Drüsen und gehört zum Lymph- und Immunsystem. Diese Hauptdrüse des Immunsystems liegt in der Mitte der Brust unmittelbar unter dem oberen Rand des Brustbeins und ist für die Programmierung aller Zellen mit ihrem eigenen Kode verantwortlich. Dieser Kode ist in der Datenbank des Immunsystems erfaßt und sorgt dafür, daß der Körper seine eigenen Zellen von fremden unterscheiden kann. Außerdem bereitet die Thymusdrüse die T-Zellen auf ihre Funktion vor, Freund und Feind zu unterscheiden und fremde oder abnormale Zellen zu vernichten. Lange Zeit dachte man, daß die Thymusdrüse im Körper des Erwachsenen eine geringe oder gar keine Funktion hätte. Zu dieser Annahme kam es hauptsächlich durch das Ergebnis von Autopsien, bei denen man die Thymusdrüse

gewöhnlich ziemlich klein und atrophiert vorfand. Heute ist bekannt, daß die Thymusdrüse drastisch auf ernstliche Erkrankung und Streß reagiert und innerhalb von 24 Stunden auf die Hälfte ihrer Größe schrumpfen kann. Die Thymusdrüse spielt in der Immunologie eine bedeutende Rolle, besonders im Kampf gegen den Krebs. Thymusdrüsenextrakt wurde schon im Jahre 1920 zur Krebstherapie eingesetzt. Krebszellen gibt es in jedem Körper, und normalerweise hält das Immunsystem sie unter Kontrolle und kann sie zerstören.

Das Klopfen dieses Bereiches ermutigt die gesunde Funktion Ihres Immunsystems, da es die Funktion der Thymusdrüse stimuliert. Klopfen Sie etwa 20 Sekunden lang im gleichmäßigen Takt oder Walzerrhythmus die Stelle auf dem Brustbein, wo die zweite Rippe ansetzt, unmittelbar unter den Schlüsselbeingelenken.

Schalten Sie Ihr Gehirn ein

Wenn Sie merken, daß Sie bei der Arbeit oder während des Fahrens einschlafen, massieren Sie den Bereich, wo der Arm am Körper ansetzt, um sich aufzuwecken. Arbeiten Sie von unterhalb der Schlüsselbeine zur Körperaußenseite hin und massieren dann den Hinterkopf am Schädelansatz zu beiden Seiten der Halswirbelsäule. Dies wird helfen, Ihre Energie und Konzentration zu erneuern.

Liegende Achten

Das Nachziehen liegender Achten integriert die beiden Gehirnhälften und wirkt sich positiv auf das Schreiben mit der Hand sowie alle Tätigkeiten aus, die eine Koordination von Hand/Auge/Gehirn erfordern. Diese Übung steigert die Fähigkeit der Augen, die Mitte des Gesichtsfeldes zu überqueren, die dort liegt, wo die beiden vom den Augen empfangenen Bilder miteinander zu einem einzigen verschmelzen. Beim Lesen bestimmt die linke Gehirnhälfte die einzelnen Silben oder Worte, während die rechte Hälfte die Bestandteile zusammenfügt und dem Gelesenen einen Sinn gibt. Wenn der Überquerungsmechanismus blockiert ist, also entweder abgeschaltet hat oder verwirrte Botschaften empfängt, können Probleme beim Lesen oder Buchstabieren entstehen. Die Ausführung der folgenden Übungen korrigiert dies, verbessert das Schreiben, steigert die Koordination von Auge/Gehirn und kann das Erinnerungs- und Konzentrationsvermögen erhöhen.

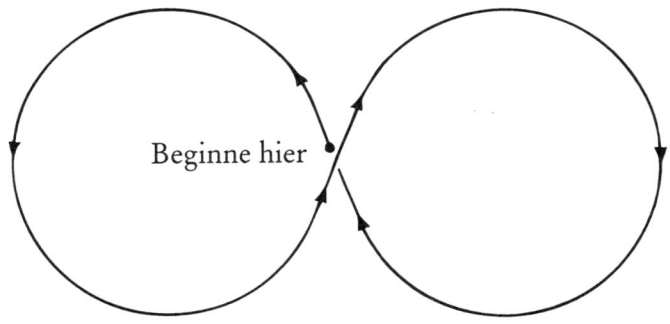

Die Form der liegenden Acht

In diesen Übungen zieht man die Form einer auf der Seite liegenden Acht nach, indem man in der Mitte beginnt und von dort aus nach oben und außen zieht. Die nach oben und außen gerichtete Bewegung ist erforderlich, weil es sich dabei um die grundlegende motorische Fertigkeit handelt, die man zum Schreiben in lateinischer Schrift benötigt. Machen Sie die folgenden Übungen, und wenn Sie möchten, schreiben Sie vor und nach jeder Übung etwas nieder, wobei Sie auf jeden Unterschied achten.

Befestigen Sie ein Stück Papier mit Klebestreiben auf einem Tisch oder an der Wand. Wenn Sie sich hinsetzen, achten Sie darauf, daß Sie in aufrechter Haltung am Tisch sitzen. Beginnen Sie in der Mitte und ziehen Sie nach oben und außen die Form einer Acht mehrere Male nach, bis sie leicht und anmutig fließt.

Gebrauchen Sie beide Hände gleichzeitig, und halten Sie in jeder einen Kugelschreiber oder Bleistift. Ziehen Sie die Achten mit leicht gebeugten Armen, und folgen Sie der Bewegung mit den Augen.

Ziehen Sie ohne Papier und Stift mit gefalteten Händen und gestreckten Armen große liegende Achten in der Luft nach; folgen Sie den Daumen mit den Augen. Führen Sie diese Übungen langsam und bedächtig aus und achten Sie darauf, daß die Augen keinen Bereich überspringen.

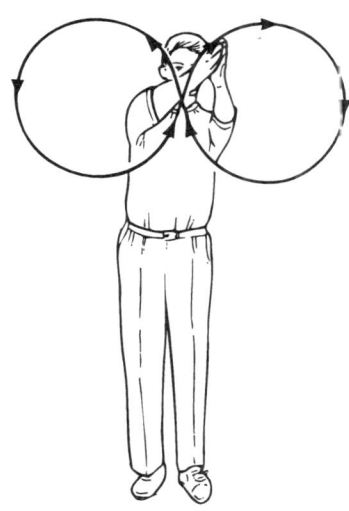

Liegende Achten, mit beiden Händen nachgezogen

Den Körper stärker an der Bewegung zu beteiligen, aktiviert die wichtigsten motorischen Fertigkeiten und die verschiedenen Bereiche des Gehirns. Ganzkörperliche Bewegungen besitzen das Potential, das Erinnerungsvermögen, die Sprachfertigkeit und die Hörfähigkeit zu steigern. Indem Sie das Ohr auf die Schulter neigen, beziehen Sie die Ohren in die Bewegung ein, was Gehör und Gedächtnis verbessern hilft, da das Gedächtnis weitgehend sprachorientiert ist. Führen Sie die Bewegungen wie zuvor langsam aus, aber nehmen Sie diesmal den Oberkörper mit und bewegen Sie sich als eine Einheit.

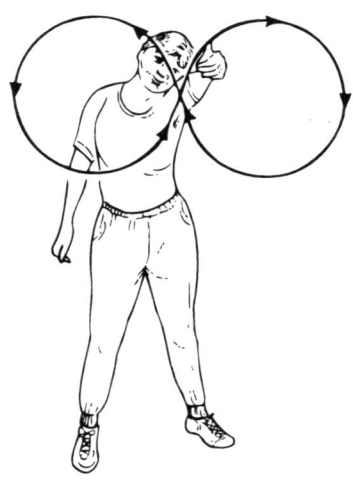

Liegende Achten, mit dem Ohr auf dem ausgestreckten Arm

Sie stehen mit schulterbreit gespreizten Beinen. Strecken Sie einen Arm nach vorn aus, der andere bleibt an der Körperseite. Heben Sie nun die Schulter, und neigen Sie den Kopf zu derselben Seite, so daß das Ohr auf dem gestreckten Arm ruht. Halten Sie die Augen auf die Hand gerichtet, mit der Sie liegende Achten in der Luft malen. Lassen Sie die Bewegung durch den ganzen Körper fließen, beugen Sie die Knie, um mehr Bewegungsfreiheit zu ermöglichen, und vermeiden Sie jede Anspannung im unteren Rücken. Wiederholen Sie dasselbe mit dem anderen Arm. Wie oft Sie jede dieser Übungen wiederholen, ist nicht wichtig; tun Sie einfach, was nach Ihrem Gefühl gut für Sie ist.

Veränderungen vornehmen

Ziele

Wenn Sie Ihr Ziel nicht kennen, merken Sie natürlich auch nicht, wann Sie dort angekommen sind. Sich Ziele zu setzen, lang- und kurzfristig, ist eine ausgezeichnete Möglichkeit, um zu erkennen, was man will und wie man es erreicht. Ziele sind handfest, und Sie wissen genau, wann Sie eines erreicht haben. Dann haben Sie nämlich etwas, das Sie sehen, anfassen und anderen Menschen zeigen können. Ziele sind nicht in Beton gegossen. Sie ändern sich vermutlich, während auch Sie sich entwickeln und entfalten. Um einen Anfang zu machen, sollten Sie sich ein wenig Zeit nehmen und sich alle Dinge vorstellen, die Sie gern tun. Dann sollten Sie eine Liste aufstellen, wie viele davon derzeit Teil Ihres Lebens sind. Sie können zudem niederschreiben, was Sie nächste Woche, in sechs Monaten, in fünf Jahren und so weiter erreichen wollen. Unterstützen Sie sich dabei mit Visualisierung und Affirmationen, gebrauchen Sie die emotionalen Streßpunkte, sprechen Sie mit Freunden, lesen Sie inspirierende Bücher, nehmen Sie positive Veränderungen vor und gehen Sie Risiken ein. Die folgenden

Techniken können nützlich sein, wenn Sie sich ein schwer erreichbares Ziel gesetzt haben. Manchmal gibt es verborgene Faktoren, die sich mit Ihrem grundlegenden Wunsch in Konflikt befinden, oder Sie sabotieren selbst unbewußt die Ergebnisse.

Psychologische Umkehrung

Psychologische Umkehrung liegt vor, wenn das, was in Ihrem Unterbewußtsein vorgeht, sich von dem unterscheidet, was Sie bewußt ausdrücken. Das Muster der psychologischen Umkehrung wird ersichtlich, wenn Sie eine positive Aussage über ein Ziel machen, das Sie erreichen wollen, wie „Ich will gesund sein", und Ihr zuvor starker Muskel testet jetzt schwach und zeigt an, daß irgendein Teil von Ihnen in diesem Punkt nicht erfolgreich sein möchte. Das könnte der Fall sein, weil Sie fürchten, die zusätzliche Liebe und Aufmerksamkeit zu verlieren, die Sie bekommen haben, während Sie krank waren, oder weil Sie insgeheim genau wissen, daß es Streß bedeutet, sich wieder besser zu fühlen, wieder arbeiten zu gehen und wieder aktiv sein zu müssen.

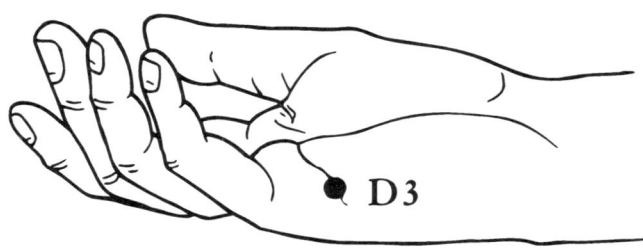

Der Akupunkturpunkt für psychologische Umkehrung (D3 = Dünndarm 3)

Um an diesem Punkt zu arbeiten, können Sie einen Akupunkturpunkt (Dünndarm 3) klopfen, der sich auf der äußeren Handkante genau zwischen dem Ansatz des kleinen Fingers und dem Handgelenk befindet. Gebrauchen Sie dazu zwei oder drei Finger, während Sie laut folgende Aussage machen: „Ich akzeptiere mich vollkommen und zutiefst mit all meinen Problemen und Unzulänglichkeiten." Klopfen Sie etwa 20 Sekunden lang.

Schläfenklopfen

Schläfenklopfen ist eine weitere Technik, die Sie bei der Änderung von Gewohnheiten, Einstellungen und negativen Denkmustern unterstützen kann. Sie verstärkt jeden Schritt in Richtung Veränderung, den Sie gehen wollen. Sie klopfen hinten beginnend rund um das Ohr und machen gleichzeitig eine Aussage. Die Formulierung der Aussage muß für jedes Ohr etwas unterschiedlich sein. Die linke Seite akzeptiert positive Aussagen wie „Ich bin stets pünktlich", „Ich habe aufgehört zu rauchen", die rechte reagiert auf negative Aussagen wie „Ich brauche nicht mehr unpünktlich zu sein", „Ich brauche nicht zu rauchen". Sie benötigen beide Versionen, um beide Gehirnhälften anzusprechen.

Schläfenklopfen überlistet den Filter unseres sensorischen Systems, der die meisten sensorischen Signale nach dem Prinzip „Brauche ich – brauche ich nicht" ausfiltert. Der Filtermechanismus hat normalerweise eine durchaus sinnvolle Aufgabe, denn wären wir uns aller Geräusche, aller Gerüche, aller Tastgefühle, aller Schwingungen und Reize in unserer Umgebung permanent bewußt, würde unser sensorisches System vermutlich zusammenbrechen. Schläfenklopfen schaltet diesen Mechanismus vorübergehend ab, so daß neue Information eindringen können.

Energiebalance

Mit dieser einfachen Methode können Sie gleich sechs Ihrer Meridiane aktivieren. Drehen Sie den linken Arm, so daß die Handfläche nach außen zeigt. Legen Sie die rechte Handfläche auf die linke Brustseite, und streichen Sie zur Schulter hinauf und über die Innenseite des Arms hinunter. Dann drehen Sie den Arm und streichen über den Handrücken und die Rückseite des Arms hinauf, folgen der Schulter, fahren weiter den Nacken hinauf, um das Ohr herum zum Auge und über die Wange zum Nasenflügel. Wiederholen Sie das auf dem anderen Arm, und machen Sie die ganze Übung etwa dreimal. Direkte Berührung ist übrigens nicht notwendig, die Hände können mit etwas Abstand zum Körper dieselbe Wirkung erzielen.

SCHULEN UND RICHTUNGEN
IN DER KINESIOLOGIE

Die meisten der im Laufe der letzten zwanzig Jahre entstandenen Richtungen wurden von Anwendern entwickelt, die *Touch for Health* (TFH) erlernt haben und daraufhin begannen, ihr erworbenes Wissen mit anderen spezialisierten Kenntnissen zu kombinieren. All diese Richtungen haben dasselbe gemeinsame Ziel, nämlich Gesundheit und Wohlbefinden zu steigern, betonen jedoch unterschiedliche Aspekte der Kinesiologie und arbeiten mit verschiedenen Methoden, um dieses Ziel zu erreichen. Der folgende Überblick vermittelt Ihnen ein Verständnis der unterschiedlichen Methoden. Einige Fallbeispiele sind einbezogen worden, um einmal mehr die große Spannweite von Problemen darzustellen, bei denen Kinesiologie nützlich sein kann.

Professional Kinesiology Practice (PKP)

Diese Kursreihe wurde von Dr. Bruce Dewe und seiner Frau Joan, zwei Kinesiologen aus Neuseeland, entworfen. Bruce, ein Arzt, hatte in den siebziger Jahren begonnen, sich für ganzheitliche Medizin zu interessieren. Im Jahre 1977 machte er Bekanntschaft mit *Touch for Health*, im Jahre 1980 erlernte er *Applied Kinesiology*, und im folgenden Jahr wurden er und Joan Lehrerausbilder für das Gebiet Südpazifik. *Professional Kinesiology Practice* begann als Unterrichtsprogramm für *Touch for Health*-Absolventen, die sich weiterbilden wollten. Die zusätzlichen Informationen kamen aus der *Applied Kinesiology*. Dieses neue Material, das im Jahre 1985 unter dem Namen *TFH 4/5* erstmals verwendet wurde, bildete die spätere Grundlage für den Kurs *PKP 1*. Er bietet eine solide Basis für jene Anwender, die als *Professional Health Practioners* arbeiten, die aber ähnlich wie *Touch for Health*-Anwender nicht berechtigt sind, Diagnosen zu stellen, Medikamente zu verordnen oder Krankheiten zu behandeln.

Professional Kinesiology Practice basiert auf dem Grundgedanken, daß jedes Problem durch Emotionen mitverursacht ist, und arbeitet ausführlich mit den Emotionen aus der Fünf-Elemente-Lehre (vgl. Seite 63 ff.). Dr. Dewe entdeckte weitere für die Balancierung verfügbare Muskeln, indem er die Korrekturpunkte für die Muskeln von Handgelenk, Hand und Fuß erforschte. Auch die Anzahl der Fingermodes (vgl. Seite 78) wurde erweitert und in eine Art *Datenbank* verwandelt, über die der Anwender Zugriff auf die Informationen des Körpers hat. Dieses System ermöglicht es dem Anwender auch, das Wissen anderer Kinesiologien einzubeziehen und weitere Naturheilverfahren in der Balancierungssitzung anzuwenden. Die Betonung liegt auf Gesundheit und Harmonie, und die Balancierung beschäftigt sich nicht mit der Krankheit, sondern vielmehr damit, was der gesunde Klient tun würde. Wenn jemand zum Beispiel arthritische Knie hat, könnte das Ziel der Balancierung anstatt „meinen arthritischen Knien etwas Gutes zu tun" lauten: „Ich erfreue mich größter Beweglichkeit und Stabilität, während ich Treppen steige und Bowling spiele" – die beiden Dinge, die den Patienten derzeit unmöglich sind. Positive Zielsetzung ist ein integraler Bestandteil der *PKP*-Balancierung.

Der PKP-Ansatz

Sie, als Klient, wählen ein Ziel für die Sitzung – eine positive Aussage, was Sie als Ergebnis der Balancierung zu erreichen wünschen. Daraufhin erfolgt Muskeltesten, um zu bestimmen, ob dies derzeit das richtige Ziel für Sie ist, und um den prozentualen Streßgrad zu ermitteln, der mit dem Ziel verbunden ist. Ein gutes Ziel ist zu einem bestimmten Grad mit Streß verbunden, denn es dehnt Sie, bewegt Sie vorwärts auf das zu, was Sie erreichen wollen. Der Praktiker ermittelt dann unter Anwendung der Fünf Elemente die beteiligten Emotionen: Feuer (Liebe, Freude, Haß), Erde (Sympathie, Einfühlungsvermögen), Metall (Schuldgefühl, Reue), Wasser (Furcht, Angst), Holz (Ärger, Wut, Zorn). Dann erfolgt Testen und Balancieren für „Bereitschaft, den Grund für das Problem loszulassen" (1-100 Prozent), „Bereitschaft, die positiven Vorteile der Wandlung zu akzeptieren" und „Entschlossenheit, das Ziel zu erreichen". Das alles wird balanciert, weil es sein kann, daß wir unbewußt unsere eigenen Erfolgschancen sabotieren. Wenn das der Fall ist, muß es korrigiert werden. Fingermodes (Seite 78) werden angewandt, um die vorrangige Korrektur nach den Körperreaktionen zu ermitteln. Sie werden in bezug auf Gegenwart, Vergangenheit und Zukunft des angestrebten Zieles balanciert. Daher hilft diese Methode auch, alte Muster aufzulösen. Sie gebraucht alle in diesem Buch bereits beschriebenen grundlegenden Korrekturen und weitere, die hauptsächlich aus der *Applied Kinesiology* stammen. Am Schluß der Sitzung bekommen Sie vielleicht Hausaufgaben, um die „Wandlungen" zu verstärken. Die Zielsetzung spielt in diesem System eine sehr wichtige Rolle, und wie bei Affirmationen formuliert man die Zielsetzung so, als sei das Ziel jetzt im Moment bereits erreicht. Mit *PKP* arbeiten Sie an der Balancierung der Lebenskräfte. Daher würde die Zielsetzung bei Rückenproblemen nicht lauten „von meinen Rückenschmerzen befreit zu werden", sondern vielmehr so etwas wie: „Ich erfreue mich größter Beweglichkeit und Schmerzfreiheit."

Three in One

Die *Three in One*-Programme sind seit 1972 von drei außergewöhnlichen Menschen entwickelt worden: Gordon Stokes war zuvor mehr als zehn Jahre lang als *International Director* für *Touch for Health* tätig und stellte außergewöhnliche Einsichten in die Arbeit mit dem Körper, den Muskeln, bereit. Daniel Whiteside, ein Pionier auf dem Gebiet der Verhaltensgenetik, der über bemerkenswerte Kenntnisse in Literatur und Kunst verfügt, konzentrierte sich auf den mentalen Aspekt. Candace Callaway, eine exzellente Metaphysikerin, steuerte tiefe Einsichten darüber bei, wie und wo Herz und Seele in die Programme passen.

Three in One balanciert den Klienten auf allen Ebenen, arbeitet mit dem Körper, dem Bewußtsein und dem Unterbewußtsein und ist besonders wirksam, wenn es um die Auflösung emotionalen Stresses geht. Muskeltesten wird hier eingesetzt, um auf verbal gestellte Fragen eine Antwort aus dem Unterbewußtsein der Testperson zu erhalten. Man beginnt dabei mit einem angeschalteten Muskel und achtet auf Veränderungen in der Muskelreaktion. Negative Emotionen oder Gedanken haben eine Wirkung auf den Körper und verursachen ein Abschalten des Muskels. Dies ist die Veränderung, die der Therapeut überwacht, denn sie zeigt an, daß hier ein wunder Punkt getroffen wurde, was den Therapeuten zum nächsten Schritt führt.

Unsere Überzeugungen und Einstellungen sind die Resultate unserer Erfahrungen, der guten wie der schlechten. Sie sind geprägt durch alles, was uns jemals widerfahren ist, was wir je gesagt oder was andere je zu uns gesagt haben. All das ist in unserem Unterbewußtsein und den Körperzellen gespeichert. Vergangene negative Erfahrungen üben eine Wirkung auf unsere gegenwärtigen Entscheidungen aus, auch wenn wir uns nicht bewußt daran erinnern mögen. Wenn wir eine Wahl treffen, bestimmen diese Erinnerungen unsere emotionalen Reaktionen, und wir machen unsere Entscheidungen davon abhängig, wie wir fühlen. Der *Three in One*-Ansatz beschäftigt sich mit der Auflösung negativer Emotionen. Er versetzt Sie in die Lage, andere Entscheidungen treffen zu können, Vorteile daraus zu ziehen und Ihr volles Potential zur Entfaltung zu bringen.

Eine weitere Anwendungsform dieses Programms, *One Brain* (ein Gehirn) genannt, hilft bei Lese-Rechtschreibschwäche und Lernschwierigkeiten. Es geht dabei darum, den emotionalen Streß aus der Vergangenheit zu bestimmen und aufzulösen, der die Kommunikation zwischen den verschiedenen Hirnbereichen blockiert und das Erinnerungsvermögen eingeschränkt hat. Obwohl ein englisches Sprichwort behauptet „Stöcke und Steine mögen meine Knochen brechen, aber Worte können mich niemals verletzen", sind Worte sehr mächtig. Ihre Wirkung auf die physische und mentale Leistungsfähigkeit wird gewöhnlich unterschätzt. Worte können eine verheerende Wirkung auf unsere Fähigkeit zu lernen, etwas zu leisten oder einfach zu funktionieren haben. *Three in One* hilft, die Wirkung jeden durch Meinung oder Kritik verursachten negativen Einflusses zu überwinden, dem man in der Vergangenheit ausgesetzt gewesen sein mag.

Der Three In One-Ansatz

Three in One kann bei folgenden Problemen helfen:

Mangel an Selbstachtung
Depression, Angst
Süchte
Phobien
Lese-Rechtschreibschwäche, Lernschwierigkeiten
schwache sportliche Leistung
Gewichtsverlust

Jedes durch negativen emotionalen Streß verursachte Problem kann potentiell durch *Three in One* behoben werden, wobei die Krankheit oder das Symptom nicht beachtet wird, das meist ohnehin wieder verschwindet, wenn die Ursache erfolgreich behandelt worden ist.

Die Behandlung besteht darin, dem Körper Fragen zu stellen und seine Antworten durch Muskeltesten abzurufen. Zuerst überprüft der Anwender, ob es überhaupt angebracht ist, daß er mit dem Klienten arbeitet. Danach besteht der erste Schritt darin, den nicht aufgelösten emotionalen Streß und die negativen Überzeugungen zu bestimmen, die den Menschen daran hindern, sein wahres Potential zu nutzen. In der Arbeit mit Lernschwierigkeiten und Lese-Rechtschreibschwächen werden diese Probleme nicht direkt bearbeitet, sondern vielmehr über die Auflösung der negativen Emotionen, die den Erfolg verhindern. Sobald die Emotionen aufgelöst sind, wächst die Selbstachtung ganz von selbst, das Selbstbild verbessert sich, und die Lernschwierigkeiten gehören der Vergangenheit an.

Das Verhaltensbarometer

Dieses Schema hilft dem Kinesiologen, Emotionen zu bestimmen, die dem Klienten vielleicht gar nicht bewußt sind. Es ist in drei Bewußtseinsebenen unterteilt: Bewußtes, Unterbewußtes und Körperbewußtsein. Für jede dieser Ebenen gibt es Listen mit Begriffspaaren, die nach dem Prinzip von Yin und Yang zusammengestellt sind, nach dem Gegensätze wie hell/dunkel, männlich/weiblich, Himmel/Erde und so weiter untrennbar miteinander verbunden sind. Wo das eine ist, muß auch das andere sein. Der Anwender benutzt einen Indikatormuskel, um die wichtigste Emotion zu ermitteln, also etwa Akzeptanz/Ablehnung oder Einstimmung/Gleichgültigkeit. Sobald diese bestimmt ist, werden Streßablösungstechniken angewandt, um die negative Ladung aufzulösen.

Altersrezession

Viele unserer derzeitigen emotional verhaltensspezifischen Probleme sind das Resultat unserer vergangenen Erfahrungen und Traumata. Im Mittelpunkt des *Three in One*-Ansatzes steht die Auflösung dieser Emotionen und Verhaltensmuster und damit die Wiederherstellung unserer Fähigkeit, frei zu wählen und Veränderungen vorzunehmen, ohne uns durch unserere Vergangenheit einschränken und begrenzen zu lassen. Kinesiologen können durch Muskeltesten ermitteln, wann das Problem zum erstenmal auftrat. Die Testperson braucht keine bewußte Erinnerung an das Trauma zu haben, weil die Erinnerung im Körper gespeichert ist. Altersrezession, ein *Three in One*-Ansatz, ist die Technik, die benutzt wird, um zu ermitteln, in welchem Alter das Problem begann. Der Anwender benutzt einen Indikatormuskel und testet vom derzeitigen Alter an rückwärts (25-20, 20-15, 15-10 und so weiter), bis eine Muskelreaktion erfolgt. Nachdem der größere Zeitraum feststeht, kann der Prozeß fortgesetzt werden, um das exakte Alter zu ermitteln, in dem die ursprüngliche Erfahrung das negative

Selbstbild erzeugte. Der Kinesiologe bestimmt die Art der mit der Erfahrung verbundenen Energieblockade oder negativen Emotion, ermittelt den Prozentsatz der negativen Ladung 0-10, 10-20, 20-30 bis 100 Prozent und löst den mit der Situation verbundenen Streß auf. Nachdem der emotionale Streß an seinem Ursprung aufgelöst wurde, wird die Person erneut getestet, um eine vielleicht verbliebene emotionale Ladung aufzuspüren, die sich in der Zwischenzeit bis zum gegenwärtigen Zeitpunkt gebildet haben kann.

Fallbeispiele
Janet Bradley erlernte den Beruf der Krankenschwester, Hebamme und Fußpflegerin und studierte Reflexologie und *Touch for Health*, bevor sie Beraterin in *Three in One* wurde. Sie lehrt und praktiziert seit 1988.

Einer von Janets Klienten, ein einunddreißigjähriger Mann, konsultierte sie, weil er im Begriff war, eine neue Stelle anzutreten. Er litt an mangelndem Selbstvertrauen, weil ihm gesagt worden war, daß er eine Lese-Rechtschreibschwäche habe. Darüber hinaus war er ein hoffnungsloser Fall in bezug auf Zahlen und litt unter wiederkehrenden Alpträumen, die alle in seiner Schulzeit spielten. Es stellte sich heraus, daß er im Alter von acht Jahren seine Matheaufgaben nicht gemacht hatte, und als die übrige Klasse schon gegangen war, hatte der Lehrer ihn an die Wand geschleudert und dann allein zurückgelassen. Dieses traumatische Erlebnis und weitere, die seine Schwierigkeiten noch verstärkten, hatten zu seinem derzeitigen von Angst und mangelndem Selbstvertrauen geprägten Zustand beigetragen. Noch bevor seine Behandlung beendet war, hatte er eine Stelle bei einer großen Hotelkette angetreten, hatte sein Selbstvertrauen wiedergefunden und war sehr glücklich.

Daphne Clarke, seit mehr als zwanzig Jahren Lehrerin, arbeitet jetzt ganz mit Kinesiologie und hilft Kindern und Erwachsenen, Blockaden mit dem *Three in One*-Ansatz zu überwinden. Sie schreibt:

„Ein sechsjähriger Junge wurde zu mir gebracht, weil er nicht in der Lage war, deutlich zu sprechen. Er schien insofern schwer behindert zu sein, als seine Bewegungen unkoordiniert und seine feinmotorischen Fertigkeiten minimal waren. Außerdem war er verträumt und unfähig, sich länger als fünf Minuten auf irgend etwas zu konzentrieren.

In seiner ersten Sitzung hatte er Übungen zur Gehirnintegration als Hausaufgabe bekommen, die seine allgemeine Koordinierung deutlich verbesserten. Wir begannen für ihn an dem Ziel zu arbeiten „mit Leichtigkeit zu lernen und Fortschritte zu machen". Wir setzten *One Brain*-Techniken auf vielen Ebenen ein, mit dem Ziel, die Koordination von Hand/Auge und die zum Lesen erforderliche Leichtigkeit der Augenbewegungen zu erreichen, und allgemeine Streßablösung, damit er sich besser konzentrieren konnte. Nach relativ kurzer Zeit waren seine Eltern und Lehrer begeistert von seinem Fortschritt. Er konnte selbst lesen und Worte buchstabieren, seine Lesefähigkeit entsprach seinem Alter, und seine Handschrift hatte sich deutlich verbessert. Aus dem kleinen *abgeschalteten* Jungen, der an nichts Interesse zu haben schien, war ein positives, begeistertes Kind geworden."

Educational Kinesiology

Educational Kinesiology, auch als *Edu-K* oder *Edu-Kinestetik* bekannt, beruht, wie der Name bereits andeutet, auf einem pädagogischen Modell. Es betont die Wechselwirkung zwischen Körper und Gehirn. Als Kind haben Sie sich die Welt erobert, indem Sie nach und nach eine Reihe von Fertigkeiten entwickelt haben, beispielsweise die Fähigkeit, sich umzudrehen, sich aufzusetzen, zu krabbeln, zu laufen und zu sprechen. *Educational Kinesiology* benutzt Bewegungen, um die Lernfähigkeit zu steigern. Wir alle haben manchmal Schwierigkeiten mit irgendeinem Lehrstoff oder in irgendeinem Lernprozeß, ob mit Zahlen oder Buchstaben, mit Lesen oder Schreiben, mit Sport oder Tanz. Lernprobleme treten auf, wenn die Information zwischen den verschiedenen Bereichen des Gehirns nicht fließt. Die in *Educational Kinesiology* benutzten Bewegungen stimulieren diesen Energiefluß im Gehirn und stellen unsere natürliche Fähigkeit, zu lernen und zu funktionieren, in optimaler Weise wieder her.

Dr. Paul E. Dennison, der Vater der *Educational Kinesiology*, begann 1969 mit der Erforschung neuer Methoden, um die Lese-Rechtschreibfähigkeit seiner Schüler zu verbessern. Die Lernprobleme, die er selbst als Kind hatte, bescherten ihm klarere Einsichten in die Bedürfnisse der Schüler. In den zehn darauffolgenden Jahren arbeitete Dennison mit zahlreichen neuen und sehr unterschiedlichen Methoden an der Erweckung der angeborenen Lernmuster, die in jedem von uns verborgen liegen, um die entsprechenden Fertigkeiten herbeizuführen. Techniken wie Überkreuzbewegungen (Seite 83 f.), Augendominanz, Nachziehen (einem Objekt, das sich im eigenen Gesichtsfeld bewegt, mit den Augen zu folgen), liegende Achten (Seite 99) und das Erforschen des Zusammenhangs zwischen Bewegungen und Lernprozeß wurden eingesetzt. Im Jahre 1979 erlernte Dennison *Touch for Health* und begann, Muskeltesten als Lehr- und Verankerungsmittel bei seinen Schülern anzuwenden.

Dennison verlagerte den Schwerpunkt seiner Tätigkeit von der Arbeit mit Kindern auf die Arbeit mit Erwachsenen. Im Jahre 1981 gab er seinen ersten Kurs in *Edu-Kinestetik*; im folgenden Jahr entdeckte und entwickelte er die Lateralitätsbahnung (Seite 119). Einige von Dennisons Sondierungs- und Korrekturverfahren sind von anderen Kinesiologiesystemen in abgewandelter Form übernommen worden.

Der Educational Kinesiology-Ansatz
Educational Kinesiology kann helfen, wenn ein Kind

eine Lese-Rechtschreibschwäche hat, nicht still sitzen kann, ständig in Bewegung ist;

unbeholfen ist, gegen Dinge stößt, dauernd hinfällt;

unfähig ist, die Auge/Hand-Koordination zu bewahren, etwa beim Werfen, Fangen und Springenlassen eines Balles;

leicht abgelenkt ist, schnell sein Interesse verliert, mangelnde Konzentrationsfähigkeit besitzt;

die Schule stressig findet;

Schwierigkeiten hat, sich an Dinge zu erinnern, auch wenn sie wiederholt werden;

es schwierig findet, Anweisungen zu befolgen;

eine schlechte Handschrift hat, in Spiegelschrift schreibt, die Schrift nicht räumlich einteilt, über das ganze Blatt schreibt;

langsam lernt;

Links und Rechts verwechselt;

unfähig ist, die Grundbegriffe des Lesens und Schreibens zu erfassen;

auf unreife Weise malt;

quälend langsam und fehlerhaft liest, die Worte träge errät.

Alles Genannte kann unter dem Oberbegriff Lernprobleme zusammengefaßt werden. *Educational Kinesiology* ist jedoch nicht nur für Menschen mit offenkundigen Lernproblemen geeignet, sondern auch für diejenigen, die nie angenommen haben, mit Lernproblemen belastet zu sein. *Educational Kinesiology* verbessert die Fähigkeit des einzelnen, Information aufzunehmen und sie bei Bedarf ins Gedächtnis zu rufen, was eine erhöhte Lernfähigkeit zu Folge hat. Alle Bereiche Ihres Gehirns müssen zusammenarbeiten, damit es optimal funktioniert.

Paul Dennison beschreibt die Funktion des Gehirns in drei Dimensionen:

Lateralität ist die Fähigkeit, eine Gehirnhälfte mit der anderen zu koordinieren, besonders im Mittelfeld. Diese Fertigkeit ist wesentlich für die Fähigkeit zu lesen, zu schreiben und zu kommunizieren. Sie ist wesentlich für den Fluß ganzheitlicher Körperbewegungen und die Fähigkeit, sich gleichzeitig zu bewegen und zu denken.

Konzentration ist die Fähigkeit, die hinteren und die vorderen Bereiche des Gehirns zu koordinieren. Sie ist verbunden mit Beteiligung und Verständnis, bedeutet die Fähigkeit, auf die Details einer Situation einzuwirken, während man eine Perspektive des Selbst beibehält und neue Informationen im Zusammenhang mit früheren Erfahrungen versteht. Es heißt, daß Menschen ohne diese Fertigkeit eine Störung in der Aufmerksamkeit haben und unfähig sind, etwas wirklich zu begreifen.

Zentrierung ist die Fähigkeit, den oberen und den unteren Bereich des Gehirns zu koordinieren. Diese Fähigkeit ist verbunden mit Fühlen, der Fähigkeit, Emotionen auszudrücken, klar und nicht emotional zu reagieren, sicher, entspannt und verankert zu sein und planvoll vorzugehen.

Lateralitätsbahnung

Lateralitätsbahnung bedeutet, den Körper und das Gehirn durch einen Prozeß der Neuprogrammierung zu führen. Dieses Bahnungsverfahren benutzt eine Kombination von Überkreuzbewegungen mit audiovisueller Beteiligung, die die Hirnhemisphären integriert. Wenn jemand Lernschwierigkeiten hat, so bedeutet das, daß die Information nicht zu dem Bereich des Gehirns vordringt, wo sie verarbeitet werden kann.

Die in *Educational Kinesiology* benutzten Bewegungen integrieren das Gehirn in diesen Dimensionen und ermöglich es der Information, leicht von den Sinnen in das Gedächtnis hinein- und wieder herauszufließen. Dies ermöglicht es einem Menschen, mit weniger Streß zu lernen, seine eigene Kreativität auszudrücken und den emotionalen Streß abzulösen, der so häufig mit Lernproblemen verbunden ist.

Fallbeispiel

Das folgende Beispiel von David Hubbard zeigt, wie *Edu-Kinestetik* eingesetzt werden kann.

Eine junge Dame befand sich in ihrem Abschlußjahr an der Universität, sie entsprach jedoch einem Lesealter von 13 Jahren, ihre Handschrift war sehr schlecht, unzusammenhängend, die Rechtschreibung schwach. Sie war leicht abzulenken und hatte ein schlechtes Gedächtnis, Probleme mit der Hand/Auge-Koordination, kam ständig zu spät und war verwirrt und überaktiv. Durch Entschlossenheit und sehr harte Arbeit schaffte sie es, an der Universität zu bleiben. Ihre erste Balancierung beinhaltete das Ziel „die Aufmerksamkeit bei den Vorlesungen zu bewahren und den Stoff zu verstehen", und das Korrekturverfahren dafür bestand in Lateralitätsbahnung. Einen Monat später war ihre Handschrift ordentlicher, zusammenhängend und auf der Linie, während sie sich vorher darüber und darunter befunden hatte. Sie konnte jetzt von der Tafel abschreiben (vorher hatte sie immer die Stelle aus den Augen verloren), machte weniger Rechtschreibfehler, las schneller, fließender und mit mehr Verständnis, und ihre Aufmerksamkeitsspanne bei den Vorlesungen hatte sich ebenfalls verbessert. Sie fuhr mit *Edu-Kinestetik*-Balancierung fort und bestand ihre Universitätsexamen mit Noten, die weit über den Erwartungen ihres Tutors lagen.

Biokinesiologie und Streßabbau

Mitte der siebziger Jahre entwarf John Barton ein System der Kinesiologie, das davon ausgeht, daß streßbeladene Emotionen die Grundlage der meisten Krankheiten bilden. Biokinesiologie verbindet spezielle Emotionen und Ernährungsmängel mit dem Körpergewebe (Bänder, Sehnen, Faszie, Organe, Drüsen) und benutzt einen Indikatormuskel, um die streßbeladene Emotion und das damit verbundene Problemgewebe zu bestimmen. Die Korrektur bezieht emotionalen Streßabbau ein, um die streßbeladene Emotion aufzulösen, sowie Ernährung und ein Programm von Körperübungen, biokinetische Übungen genannt. Ausführliche Testverfahren werden angewendet, um sicherzustellen, daß die aufgenommene Nahrung für das Problem und den Körper im ganzen geeignet ist.

Dr. Wayne Topping, ein Neuseeländer, hielt Vorlesungen in Geologie an einem College in Kalifornien, als er zufällig mit *Touch for Health* in Kontakt kam. Seine Skepsis brachte ihn dazu, einen öffentlichen Vortrag über *Touch for Health* zu besuchen, nachdem ein Freund ihm erzählt hatte, daß es da einen Chiropraktiker gab, der aufgrund von Muskeltesten sagen konnte, welche Vitamine und Mineralien man benötigte. Mitten im Vortrag bat der Lehrer um einen Freiwilligen, bei dem eine Schulter höher als die andere stand. Niemand meldetete sich. Als die Teilnehmer gebeten wurden aufzustehen, so daß der Lehrer einen geeigneten Kandidaten auswählen konnte, zeigten alle auf Wayne Topping. Als der Lehrer an ihm arbeitete, erfuhr Wayne Veränderungen, die er eigentlich nicht zugeben wollte, aber am Ende der Demonstration waren seine Schultern gerade.

Diese Begebenheit führte dazu, daß Wayne Topping sich entschloß, bei John Barton zu studieren. Heute ist er einer der aktivsten Lehrer auf diesem Gebiet. Er lebt derzeit in den Vereinigten Staaten und hat die Biokinesiologie in vielen anderen Ländern bekanntgemacht.

Topping übernahm einige Techniken aus *Touch for Health* und *Applied Kinesiology* in seine Arbeit, gab der Streßablösung neue Dimensionen und erforschte Charakterzüge, die zu entkräftenden Krankheiten führen können. Früher als die meisten anderen erkannte er die Bedeutung von Emotionen und ihre Wirkungen auf Körper und Geist und entwickelte seine eigenen Kursserien.

Wayne erweiterte die Technik des emotionalen Streßabbaus um die Augenpositionen. Wir bewegen unsere Augen reflektiv in verschiedene Richtungen, während unser Gehirn die mannigfaltigen Informationen verarbeitet, die wir empfangen. Das wird wird im NLP (neurolinguistisches Programmieren) ebenso beobachtet wie im REM-Schlaf (der Schlafphase mit schnellen Augenbewegungen, engl. *rapid eye movement*). Indem man die Augen im Kreis bewegt, während man die Streßpunkte auf der Stirn berührt, erreicht man verschiedene Hirnbereiche mit auditiven, visuellen, kinestetischen und gefühlsmässigen Funktionen und beseitigt emotionale Blockaden.

Wayne Topping bezieht acht zusätzliche Meridiane in seine Arbeit ein, die hauptsächlich mit den endokrinen Drüsen des Gehirns, der Hypophyse, der Zirbeldrüse, dem Hypothalamus sowie den Augen, der Haut und den Ohren in Verbindung stehen.

Der Streßabbau-Ansatz
Dieser Ansatz ist nützlich zur

Bewältigung vergangener Traumata
Bewältigung sexuellen Mißbrauchs
Behandlung von Belastungsstörungen, die nach Unfällen auftreten
Streßtherapie
Bewältigung entscheidender Veränderungen
Zielsetzung
Neuprogrammierung negativer Charakterzüge
Auflösung von Emotionen

Diese Techniken wirken in erster Linie auf eigentlich emotionale Probleme, die körperliche Symptome ausbilden. Zum Bespiel haben viele Menschen, die an Migräne leiden, nach einer einzigen Sitzung keine weiteren Anfälle mehr, wenn sie erst einmal eine bestimmte, seit ihrer Kindheit verinnerlichte Überzeugung gelöscht haben. Eine Vorgeschichte wird aufgenommen, Sondierungen werden durchgeführt, der Klient wird nach seinem Ziel für die Sitzung gefragt, und die Priorität wird getestet. Dann werden 14 oder 20 Muskeln getestet, um zu ermitteln, was im Meridian-Netz vor sich geht. Der vorrangige Meridian wird bestimmt und balanciert, bevor mit streßabbauenden Techniken an positiven Emotionen gearbeitet wird, um diese zu balancieren.

Fallbeispiel

Eine der Teilnehmerinnen an einem Biokinesiologiekurs empfand einen ausgesprochenen Haß auf die Gegend, in der sie lebte. Dieses Gefühl saß so tief, daß sie manchmal mit dem Gedanken spielte, ihren Mann und ihr Kind zu verlassen und einfach fortzugehen. Sie bat ihren Mann inständig darum, von dort wegzuziehen. Schließlich fanden sie ein Haus und planten, so bald wie möglich umzuziehen. Elaine litt auch an Allergien, für die sie ebenfalls ihren Wohnort verantwortlich machte, da sie niemals zuvor Allergien gehabt hatte. Sie versuchte eine Menge Naturheilmittel, um sich von den Allergien zu befreien, aber nichts half. Da sie in einem sehr kleinen Ort oben in den Bergen lebte, mußte sie grundsätzlich fahren, um irgendwelche Einkäufe zu machen. Auch das haßte sie. Sie wollte nirgendwo hingehen, fühlte sich aber auch gefangen. Letztendlich konsultierte Elaine einen Psychologen, der ihr nach drei Sitzungen sagte, daß die Depression, an der sie litt, durch den Ort bedingt sei, an dem sie lebte, und daß die einzige Lösung ein Umzug sei.

Elaine bat Wayne Topping, nicht an dem Problem zu arbeiten, da sie nicht dessen Korrektur wünschte, sondern einen Umzug. Er entgegnete, daß es viel besser sei umzuziehen, wenn alles hundertprozentig stimmt, und nicht aus reiner Panik. Elaine ging zu einer Sitzung. Am Abend nach der Balancierung informierte ihr Mann sie, daß der Umzug sich verzögern würde. Elaine wurde nicht ärgerlich; dies war kein Streitpunkt mehr, und sie fand es in Ordnung zu bleiben.

Am nächsten Tag mußte sie in die Stadt fahren, was sie gewöhnlich als Streß empfand, der sie reizbar und ärgerlich machte. Ihr vierjähriger Sohn hatte diese Gefühle schnell aufgenommen, so daß er manchmal gegen das Autofenster schlug und schrie: „Ich hasse das Auto! Ich hasse das

Auto!" Elaine stellte an diesem Tag fest, daß ihr die Fahrt gut gefiel – die grünen Hügel, frisch vom Regen, die flaumigen Wolken am Himmel – und das nach sieben Jahren. Nun war sie vollständig damit zufrieden, dort zu bleiben, und legte einen Garten an. Ihre Allergien sind auch ganz verschwunden.

Hyperton-X

Hyperton-X ist die Bezeichnung für ein System, das entwickelt wurde, um Muskeln, die sich in einem hypertonen Zustand befinden, zu bestimmen und zu entspannen. Einfach ausgedrückt bedeutet dies, daß Muskeln, die sich aus irgendeinem Grund in einem überspannten Zustand befinden, nicht imstande sind, sich gänzlich zu entspannen und ihren vollen Bewegungsspielraum zu erfahren. Dies kann sich sehr ungünstig auf die mentale und physische Leistung auswirken.

Wie so viele andere, die die Kinesiologie-Bewegung entscheidend weitergebracht haben, suchte auch Frank Mahoney zunächst nach Behandlungsmöglichkeiten für seine eigenen chronischen Rückenschmerzen. Er begann mit einer Ausbildung in Shiatsu-Akupressur, was ihn zu *Touch for Health* führte. 1981 bekam er Gelegenheit, seine erlernten Fertigkeiten bei Schülern in den unteren Klassen einer High-School anzuwenden, die eine Lese-Rechtschreibschwäche hatten. Er arbeitete mit Gruppen von 10 bis 15 Kindern (47 insgesamt) ein- oder zweimal wöchentlich zweieinhalb Monate lang, wobei er sich jedem einzelnen Kind etwa drei bis fünf Minuten lang widmete. Die Ergebnisse waren beeindruckend: Einige Kinder wurden danach im Lesen ein bis zwei Klassen höher eingestuft, andere wurden in Klassen versetzt, in denen lernbehinderte und nicht lernbehinderte Kinder zusammen unterrichtet wurden. Man schlug Frank vor, Kontakt mit Paul Dennison aufzunehmen, weil es offensichtlich war, daß sie beide denselben Ansatz hatten. Beide arbeiteten nämlich mit Konzepten aus *Touch for Health*. Sie schlossen sich also zusammen, und Mahoney assistierte Dennison in Kursen und in der Einzelarbeit mit lernbehinderten Kindern.

Mahoney verwendet auch die Sakro-Okzipital-Technik, die jede mechanische Störung zwischen dem Schädel, der Wirbelsäule und dem Kreuzbein korrigiert. Von hier aus erfolgt die Integration von Körper/Geist, von hier aus werden Botschaften vom Körper zum Gehirn gesendet und umgekehrt. Die intensive Arbeit mit diesen neuen Konzepten führte zu der Entwicklung von Hyperton-X, der Arbeit mit hypertonen Muskeln, die die freie und richtige Bewegung zwischen Schädel, Wirbelsäule und Kreuzbein behindern.

Der Hyperton-X-Ansatz
Hyperton-X ist nützlich bei folgenden Problemen:

Lernschwierigkeiten
ungenügende sportliche Leistung
akute und chronische Schmerzen
Atembeschwerden
Wirbelsäulenbelastung
Unfalltrauma
Nachwirkungen von Schlaganfällen
Gehirnlähmung
wiederholte Zerrungen
ME (Myalgische Enzephalitis,
Chronisches Erschöpfungssyndrom)
emotionale Probleme

Hyperton-X unterscheidet sich von anderen Kinesiologien dadurch, daß hier die Muskeln in Extension (gedehnt) getestet werden und nicht in einer verkürzten, kontraktierten Position. Der Test wird mit einem Indikatormuskel ausgeführt – nicht unmittelbar mit dem gedehnten Muskel. Wenn der Muskel hyperton ist, werden eine Reihe von sanften isometrischen Kontraktionen angewendet, um zu ermitteln, ob der Muskel sich löst, also weiter ausdehnt. Isometrische Kontraktionen finden statt, wenn zwei gegensätzliche Kräfte mit genügend Druck zusammentreffen, um statisch zu bleiben. Wenn Sie zum Beispiel die Handflächen vor der Brust zusammenlegen, die Fingerspitzen zur Decke gerichtet, und mit gleichmäßiger Kraft drücken, kontraktieren die Muskeln in Ihrem oberen Brustkorb.

Zu hypertonen Muskeln kann es durch jede wiederholte Tätigkeit kommen, bei der Muskeln tagein tagaus auf dieselbe Weise beansprucht werden, etwa beim Bedienen einer Maschine, beim Sitzen am Schreibtisch, beim gleichförmigen Treten von Pedalen und so weiter. Sämtliche einseitigen Belastungen sorgen dafür, daß sich Spannung in den Muskeln aufbaut, die sich nicht von selbst wieder löst. Sportler, die zu hart trainieren, die es vernachlässigen, sich aufzuwärmen oder abzukühlen, oder keine Abwechslung in ihren Trainingsablauf bringen, müssen früher oder später mit demselben Problem rechnen.

Muskeln können auch durch Verletzungen in einem hypertonen Zustand bleiben, selbst wenn es sich um seit langem verheilte Verletzungen handelt, falls die Botschaften aus den Nervenzellen verwirrt worden sind oder der Unfall einen emotionalen Aspekt hatte. Mahony folgert, daß diese übermäßige Schutzreaktion die sensorischen Prozeße blockiert und damit verhindert, daß die Botschaften durchkommen.

Die Symptome bestehen immer in einem eingeschränkten Bewegungsspielraum, manchmal in Schmerz und Schwäche. Eine äußerst wirksame Weise, mit dieser Technik zu arbeiten, besteht darin, die Testperson die gleiche Körperhaltung wie zur Zeit des Unfalls einnehmen zu lassen und dann hypertone Muskeln auszutesten und zu entspannen. Diese Technik kann auch eingesetzt werden, um sportliche Leistungen zu verbessern, etwa den Schlag eines Tennis- oder Golfspielers, indem man die Testperson die Bewegung ausführen läßt und dann an der Entspannung jedes hypertonen Muskels arbeitet, der den freien Fluß dieser Bewegung behindert.

Fallbeispiele

Der folgende Fall einer Patientin, die Joan Brown Rigg mit einer Mischung aus Hyperton-X und Streßabbau erfolgreich behandelte, zeigt sehr deutlich, wie alte Verletzungen unser gegenwärtiges Leben beeinflussen können.

Ein Mann, dessen Frau seit ungefähr vierzig Jahren an Schmerzen zwischen den Schultern gelitten hatte, trat mit der Bitte um Hilfe an das *Bognor Centre* heran. Das Problem hatte ihre Ehe völlig ruiniert, sie gingen kaum irgendwohin, konnten nichts planen, denn seine Frau fand nur Erleichterung, wenn sie sich hinlegte. Als die Patientin im *Bognor Centre* erschien, hielt sie den Arm gebeugt und in die Luft gehoben; dies war die einzige Position, die ihr ein wenig Annehmlichkeit bereitete. In der Sitzung wurde ein Surrogat verwendet, und zum Schluß konnte sie den Arm herunternehmen und fühlte sich etwas besser. Bei einem späteren Besuch stellte sich heraus, daß der Schmerz mit einem Unfall zusammenhing, den die Patientin in ihrer Kindheit gehabt hatte und der mit Emotionen verbunden war, die sie nicht hatte auflösen können. Sie war als kleines Mädchen mit einigen Jungen auf einen Baum geklettert, heruntergefallen und in einer Art und Weise gelandet, die höchst peinlich für sie war. Das hatte die emotionale Belastung verursacht, die sie in all den Jahren nicht bewältigen konnte. In ihrem Versuch, sich vor dem Fall (und seinen peinlichen Folgen) zu bewahren, hatte sie nach dem Ast über sich gegriffen – in der Armhaltung, die ihr auch später noch Erleichterung verschaffte.

Hilary Marks, eine Anwenderin und Lehrerin von Hyperton-X, arbeitet mit ihren Klienten auf einer sehr intuitiven Ebene. Sie läßt sie die Art ihrer Behandlung selbst wählen und bittet sie, ihre eigenen Symbole für die Heilung zu entwerfen. Einem kleinen Mädchen, das unter Lymphknotenvergrößerung litt, schlug Hilary vor, einmal in der Woche mit ihr zu arbeiten oder wann immer sie es wünschte. In den Sitzungen spielte der mit Hyperton-X verbundene spirituelle Aspekt eine große Rolle, und wann immer Hilary das Mädchen fragte, wie ihr eine Behandlung geholfen habe, beschrieb das Mädchen den Grad der Effektivität in Zentimetern. Alles, was die Ärzte und die Medizin boten, war dreißig Zentimeter lang. Was sie selbst eingebracht hatte zuzüglich der Unterstützung durch ihre Familie und ihre Freunde betrug ungefähr zwanzig Zentimeter, und die spirituelle Verbindung gab ihr zehn Zentimeter zusätzlich – einen Mittelpunkt, um den alles andere sich drehte, den sie brauchte, damit alles zusammen funktionierte. Der spirituelle Mittelpunkt machte die andern Aspekte erst so richtig wirksam. Er bewirkte, daß sie sich glücklicher fühlte, positiver und voll Energie. Er war der Funke, der die Flamme erst aufleuchten ließ.

Gesundheitskinesiologie

Dr. Jimmy Scott, Psychologe, Heilpraktiker und Ernährungsberater, begann im Jahre 1978 mit Kinesiologie zu arbeiten. Er wendete das Muskeltesten bei seinen Patienten an und stellte fest, daß es sehr viel feinere und zuverlässigere Ergebnisse brachte als konventionelle Testmethoden, besonders wenn es um Ernährung und Allergien ging. Mit der Zeit entwickelte er neue Techniken zur Bestimmung und Behandlung von Allergien, woraus ein umfassendes und wirksam strukturiertes System hervorging, das er Gesundheitskinesiologie nannte.

Jimmy Scott betrachtet Gesundheitskinesiologie als einen völlig neuen Ansatz, eine eigene Denkweise und Bestimmungsmethode. Es war eins seiner hauptsächlichen Anliegen, daß Behandlungen *robust* sein sollten und die Korrekturen nur einmal für jeden Klienten durchgeführt werden mußten. Die Gesundheitskinesiologie basiert auf der Theorie der Fünf Elemente (Seite 63 ff.) und der Ermittlung von Überenergie in den Meridianen (Seite 61 ff.) und arbeitet mit Methoden, die sich von den Methoden anderer Kinesiologie-Richtungen deutlich unterscheiden. Die Meridiane werden gekoppelt, numeriert und als Elemente bezeichnet: Zentralgefäß und Meister des Herzens, Element Nummer 0; Gallenblase/Leber, Element Nummer 1; Blase/Nieren, Element Nummer 2; Dickdarm/Lunge, Element Nummer 3; Magen/Milz, Element Nummer 4; Dreifacher Erwärmer/Kreislauf/Sexus, Element Nummer 5; Dünndarm/Herz, Element Nummer 6. Sämtliche Reflex- oder Akupunkturpunkte werden einfach nur gehalten. Das System ist ausbaufähig und beruht nicht auf einer festgelegten Reihe von Korrekturen für jedes Ungleichgewicht. Es benutzt verbal gestellte Fragen unter der

Voraussetzung, daß der Körper genau weiß, was er zur Herstellung eines Zustandes der Heilung und Ganzheit benötigt. Die Stärke der Gesundheitskinesiologie liegt in der Ermittlung und Korrektur physischer, psychischer und umweltbedingter Stressoren. Sie berücksichtigt nicht nur die Ursachen eines bestimmten Symptomkomplexes, sondern auch die Prozesse, die das Problem in Gang halten.

Der Ansatz der Gesundheitskinesiologie
Gesundheitskinesiologie ist nützlich bei

> sämtlichen körperlichen Problemen
> gestörtem Selbstbild
> Mangel an Selbstvertrauen
> Ängsten
> Allergien
> traumatischen Zuständen
> Problemen im Zusammenhang mit der Wirkung elektrischer Felder, elektromagnetischer Belastung durch Fernseher, Computer, Mikrowellengeräte usw.
> geophatischer Belastung (schädliche Erdstrahlen)
> und zur Verbesserung sportlicher Leistungen

Zu Beginn der Sitzung vergewissert sich der Therapeut, daß das Meridiansystem in Balance ist, sonst kann er keine korrekte Information vom Körper erhalten. Zum Testen wird ein Indikatormuskel benutzt, und die Testperson legt die Handfläche auf den Nabel, da in diesem Bereich die Reflexpunkte für die Fünf Elemente liegen. Der Therapeut überprüft stets, ob es ihm erlaubt ist, mit dem Betreffenden zu arbeiten, und ermittelt, was zu tun ist, wobei er nicht nur die Ursache berücksichtigt, sondern alle an dem Problem beteiligten Faktoren.

In den Korrekturbehandlungen wird mit den Anfangs- und Endpunkten der Meridiane gearbeitet sowie mit Akupunkturpunkten, neurolymphatischen und neurovaskulären Reflexpunkten (Seite 48) und manchmal auch mit zusätzlichen sensorischen Substanzen wie Heilkräutern, Edelsteinen, ätherischen Ölen, homöopathischen Mitteln, Magneten, Kristallen und Blütenessenzen. Hin und wieder wird die Testperson gebeten, bestimmte Körperstellen zu berühren oder an etwas Bestimmtes zu denken. Alle benötigten Dinge werden auf den Körper der Testperson gelegt, und alle Punkte werden gehalten, was manchmal bedeuten kann, daß der Klient ebenfalls Punkte hält. Der Therapeut wartet auf die Vollendung der Korrektur, die sich manchmal als Entspannung des Körpers oder als Seufzen oder Gähnen anzeigt. Der Therapeut vergewissert sich dann erneut durch Überprüfung, daß das Problem keinen Streß mehr verursacht. Die Gesundheitskinesiologie geht davon aus, daß Energiekorrekturen allein oft nicht ausreichen, um eine vollständige Heilung des Körpers zu bewirken. Daher bezieht sie eine Analyse der gesamten Lebenssituation und eine entsprechende Beratung über Ernährung, Ruhe, Körperübungen, Affirmationen, Visualisierungen und so weiter ein und berücksichtigt auch die Bedeutung geopathischer und umweltbedingter Belastung.

Sie brauchen nicht unpäßlich zu sein, um von der Gesundheitskinesiologie profitieren zu können. Die Korrektur von Ungleichgewichten kann Ihnen auch helfen, Ihre Lebensziele zu erreichen. Gesundheitskinesiologie hat sich bei ganz unterschiedlichen Problemen als erfolgreich erwiesen, wie es die folgenden Fallbeispiele veranschaulichen. Es ist sogar für die Therapeuten selbst immer wieder spannend zu sehen, was bei einer Therapie herauskommt. Drei Klientinnen, die alle an prämenstruellem Syndrom leiden, können eine nach der anderen kommen, und dennoch wird jede unterschiedliche Korrekturen benötigen, und das Ergebnis der Behandlung wird für jede anders sein.

Fallbeispiele

Ann Parker, eine Lehrerin in Gesundheitskinesiologie, testete einmal eine Klientin, die wegen Migräne gekommen war. Die Reaktion des Körpers besagte eindeutig, daß der linke Fuß zu berücksichtigen war. Weil die Klientin in der anfänglichen Befragung nichts darüber gesagt hatte, fragte Ann ein wenig beklommen, ob irgend etwas mit diesem Fuß nicht stimmte. Die Klientin erwiderte: „Oh ja, ich wurde mit einem Klumpfuß geboren." Sie hatte sich im Alter zwischen 14 und 17 Jahren 15 Operationen unterzogen und seit dreißig Jahren in dem Fuß vom Knöchel abwärts kein Gefühl gehabt. Die Behandlung erforderte zwei Sitzungen, und als Ann während der zweiten Sitzung einige Punkte am linken Fuß hielt, stieß die Frau einen Schrei aus. Als Ann sie nach dem Grund fragte, sagte sie: „Ich kann Ihre Hände fühlen." Die Gefühllosigkeit in ihrem linken Fuß war so vollkommen gewesen, daß sie einmal nach dem Besuch einer Theatervorstellung, in der sie die Schuhe abgestreift hatte, durch den Schnee nach Hause gegangen war, ohne überhaupt zu bemerken, daß sie ihren Schuh nicht anhatte. Von nun an hatte diese Frau keine Migräne mehr, die teilweise durch ihren schlechten Gang verursacht worden war.

Jane Thurnall-Read arbeitet bereits seit 14 Jahren als Gesundheitskinesiologin. Sie betreut eine Praxis in Cornwall und empfängt regelmäßig Klienten in London. Zusätzlich dazu bietet sie Ausbildungen in Gesundheitskinesiologie an. Die folgenden Fallbeispiele stammen von ihr.

Alice war Mitte dreißig und litt seit beinahe zehn Jahren an Schuppenflechte. In einer Sitzung wurden psychische

Anliegen bearbeitet, die mit Hoffnung und Liebe zu tun hatten. Jane gebrauchte ein als Symbiotische Energieumwandlung (SET – engl. *Symbiotic Energy Transformation*) bekanntes Verfahren, um Alices Körper zu entgiften; bis zu diesem Zeitpunkt hatte ihr Körper die Schuppen der Psoriasis als einen Weg benutzt, um Gifte auszuscheiden. Alice konnte zunächst nicht zu weiteren Terminen kommen. Später im Jahr erhielt Jane einen Brief von ihr: „Innerhalb von sechs Wochen nach meinem Besuch bei Ihnen zog sich die Psoriasis auf meinem Rumpf eindeutig zurück. Es ist das erste Mal in zehn Jahren, daß sie durch etwas anderes als Sonnenbaden besser geworden ist. Ich hoffe, daß ich sie durch weitere Behandlungen von Ihnen vollständig loswerden kann."

Philipp verlor allmählich das Sehvermögen beider Augen, als er Jane konsultierte. Er hatte zuvor Laserbehandlungen in einer Augenklinik bekommen, aber ohne jeden Erfolg. Wegen seines abnehmenden Augenlichtes hatte er das Fahren aufgegeben und war immer abhängiger von anderen Menschen geworden. Jane arbeitete an den lichtempfindlichen Rezeptoren in Philipps Augen. Bei seinem dritten Termin berichtete er, daß sein Augenlicht sich verbesserte und er wieder mit Brille Zeitung lesen konnte. Jane entließ ihn nach drei Sitzungen. Sein Augenlicht verbesserte sich weiterhin, er fährt wieder Auto und hat die Drechslerei als Hobby aufgenommen.

Wissenschaft von der Balancierung der menschlichen Ökologie

Steven Rochlitz war als Kind, wie er es ausdrückt, „reichlich unpäßlich", hatte häufig Erkältungen und Nasenbluten und litt an Erschöpfung, Verdauungsstörungen und

Gelenkschmerzen. Im Alter von 25 Jahren kämpfte er um sein Leben und war gegen fast alles allergisch. Die Diagnose lautete, daß er an der Krankheit des zwanzigsten Jahrhunderts leide und an Candidiasis, einer neu entdeckten Krankheit. Die Medikamente, die ihm verordnet wurden, bewirkten nichts. Da er von ärztlicher Seite keine Hilfe bekam, begann Rochlitz nach seiner eigenen Lösung zu suchen. Durch Kinesiologie gelang es ihm allmählich, all die Dinge zu bestimmen, die schädlich für ihn waren. Er stellte beispielsweise fest, daß er gegen die meisten Medikamente, die er einnahm, allergisch war. Durch Absetzen der Medikamente, Balancierung und über die richtige Ernährung bahnte sich Rochlitz allmählich den Weg zurück zur Gesundheit. Er stellte Behandlungen zusammen, um Menschen mit ähnlichen Problemen zu helfen. Allergien werden gewöhnlich auf einen kleinen Symptomkomplex beschränkt, wie Ausschläge, Juckreiz, Niesen, entzündete Augen, eine laufende Nase. Sie können sich jedoch in einer viel größeren Spannweite von Problemen zeigen, zum Beispiel in Kopfschmerzen, Muskelschmerzen, Verdauungsstörungen, Sucht, emotionalen und verhaltensmäßigen Mustern.

Der Ansatz

Dieses System konzentriert sich auf Allergien, Candida und Störungen in der menschlichen Ökologie als Ursache all unserer Probleme. Nach Rochlitz kann selbst Lernschwäche durch Toxine verursacht sein, die das ungeborene Kind von seiner Mutter aufgenommen hat. Die Therapie beinhaltet das Testen und die Balancierung von Allergien, Candida, Parasiten, Viren sowie Störungen in den Meridianen. Sie hilft bei Asthma, Heuschnupfen, Nahrungsmittelallergie, Reizdarm-Symptomen, Arthritis, Schwindel, Lernstörungen, Ekzemen und Erschöpfung.

Alle Sitzungen beinhalten die Balancierung von Energie und Ökologie. Die Klienten werden auf verborgene Empfindlichkeiten getestet, etwa gegen Nahrungsmittel, Chemikalien, Pollen und sogar Vitaminzusätze, und auf Ernährungsmängel mit Berücksichtigung von Vitaminen, Mineralien, Verdauungsenzymen und Aminosäuren. Die Balancierung konzentriert sich auf die Korrektur chronischer Erschöpfung und neurologischer Störungen im Körper. Dadurch verbessert sich auch das Immunsystem.

Rochlitz entdeckte außerdem das Konzept der Metaintegration, das allerdings mit einigen anderen Theorien der Kinesiologie nicht übereinstimmt. Es bedeutet die Fähigkeit, Bewegungen überkreuz und gleichseitig (Gebrauch von Arm und Bein derselben Seite) auszuführen und balanciert zu bleiben, wobei der Muskel in beiden Fällen stark testet und optimales Funktionieren anzeigt.

Klinische Kinesiologie

Klinische Kinesiologie, ein hochentwickeltes und kompliziertes System, wird fast nur von Praktikern mit einer Ausbildung in manueller Therapie angewandt, etwa von Osteopathen und Chiropraktikern. Entwickelt wurde sie von Dr. Alan Beardall, einem amerikanischen Chiropraktiker. Er beobachtete, daß Muskeltesten der Computerausgabe insofern entspricht, als beide binäre (zweiphasige) Reaktionen haben (an/aus, stark/schwach, offen/geschlossen) und daher nicht nur zur Beantwortung einfacher Fragen benutzt werden können, etwa der Frage, welche Therapie anzuwenden sei, sondern auch, um Information über kompliziertere Muster zu bekommen.

Dr. Beardall fand in diesem System verfeinerte Wege, um mit dem Körper als einem *Biocomputer* zu arbeiten und so an diagnostische und therapeutische Information zu kommen. Er entwickelte eine Anzahl von Techniken, von denen viele in andere Systeme der Kinesiologie aufgenommen wurden, zum Beispiel Fingermodes, Verweilmode und Prioritätsfindung (Seite 78 f.). Um im Stil der Computersprache zu bleiben: Ein Mode, das einen umfangreichen Ideenkomplex repräsentiert, wird Datei genannt. Beardall erschloß mit dem Gebrauch zusätzlicher Reflexbereiche auf Kopf und Rumpf weiteres Neuland. Diagnostische Punkte auf dem Schädel repräsentieren zum Beispiel verschiedene Körperbereiche und erleichtern die Ermittlung von Bereichen mit Funktionsstörungen, während die Punkte auf dem Zentralgefäß therapeutische Zugänge darstellen. Von hier aus nehmen viele Behandlungen ihren Anfang.

In der Klinischen Kinesiologie möchte man mit jeder Therapie sämtliche Körperbereiche erreichen. Um einen Vergleich zwischen *vorher* und *nachher* zu haben, überprüft man stets zu Beginn und am Ende einer Sitzung die Länge beider Arme und Beine. Es ist erstaunlich, wie unterschiedlich lang die Gliedmaßen zu Beginn der Sondierung sein können. Dr. Beardall entwickelte auch eine Reihe von Nahrungszusätzen, *Core Level Products* genannt, um eine ausgewogene Versorgung mit Nährstoffen sicherzustellen, die sämtliche Details wie zum Beispiel Spurenelemente berücksichtigt. Außerdem entdeckte er Hunderte von Fingermodes und hatte sein System größtenteils vollendet, als er 1988 bei einem Autounfall ums Leben kam.

Selbsthilfe bei Streß und Schmerz

Elizabeth und Hamilton Barhydt sind die Urheber von einfachen Selbsthilfeübungen zur Behandlung von Lernunfähigkeit, chronischem Schmerz und Streß. Beide haben eine umfassende Ausbildung in Kinesiologie, Hamilton ist außerdem Ingenieur und Elizabeth Psychologin. Sie kamen im Jahre 1980 mit *Touch for Health* in Kontakt und reisten in ihrem Wohnwagen umher, um an andere weiterzugeben, was sie gelernt hatten. Dabei stellten sie fest, daß die meisten Menschen nicht daran interessiert waren, Unterricht zu nehmen, sondern „jetzt in Ordnung gebracht werden" wollten. Die Barhydts hielten also mehr Einzelsitzungen ab und entwickelten einfache Kinesiologieübungen, die die Menschen selbst anwenden konnten, nachdem sie weitergezogen waren. Da sie im Wohnwagen keinen Platz für eine Massageliege hatten, entwickelten sie Techniken und Balancierungen, die im Stehen ausgeführt werden konnten. Ihre Arbeit mit älteren Menschen, die von ständigem physischem Schmerz und eingeschränktem Bewegungsspielraum geplagt waren, brachte sie dazu, eine vollständige Übungsreihe zu entwickeln, die sie Grundbalancierungen nannten und die sie in ihrem Buch *Self-Help for Stress and Pain* (Selbsthilfe bei Streß und Schmerz) veröffentlichten.

Der Selbsthilfe-Ansatz
Er ist nützlich bei folgenden Problemen:

Nacken- und Schulterverspannungen
eingeschränkter Bewegungsspielraum
Kopfschmerzen
Schmerzen in der Schulter (Bursitis), im Arm (Tennis-
    ellenbogen), im Handgelenk (Karpaltunnel), im Knie
    und Rückenschmerzen
Sinusschmerz und Blutandrang
Hiatushernie
wiederholte Muskelzerrungen
Kiefer- und Ohrenschmerzen

Lernschwierigkeiten
mangelnde Koordination von Ohr-Auge-Hand-Hirn
umweltbedingte Stressoren

Diese Arbeit ist sehr wirksam bei reaktiven Muskeln. Das bedeutet im Prinzip, daß Muskeln in bezug zu anderen Muskeln unangemessen funktionieren. Muskeln arbeiten in Gruppen, um Bewegung zu bewirken. Bedingt durch Unfälle, Verletzungen und Traumata kann es vorkommen, daß einige Muskeln ihren Normalzustand nicht wieder erreichen. Innerhalb dieses Systems besteht das Balancierungsverfahren darin, die Körper/Geist-Intelligenz durch Bewegung oder Berührung zu aktivieren. Das bedeutet im Fall von körperlichem Schmerz, daß der schmerzhafte Bereich bewegt oder berührt wird. Dadurch wird dem Körper mitgeteilt, daß dieser Bereich gemeint ist. Dann wird die entsprechende Korrektur ausgeführt, und der Bereich wird erneut bewegt. Wenn der Schmerz noch nicht verschwunden ist, wird die ganze Prozedur wiederholt.

Die Sitzungen haben einen therapeutischen und einen pädagogischen Aspekt. Nachdem Anliegen und Ziele des Klienten besprochen wurden, führt der Lehrer/Therapeut mit Hilfe eines Indikatormuskels eine Reihe von Tests durch, um die Bereiche einzugrenzen, in denen sich Ungleichgewichte zeigen. Dann erklärt er dem Klienten, welche Korrekturen er wie an sich selbst vornehmen kann. Auf diese Weise können sich drastische Veränderungen ergeben, wie die folgenden Fallbeispiele deutlich machen.

Fallbeispiele
Die einmalige Teilnahme an einem Wochenendkurs in Bognor brachte für eine Dame, die ein Hörgerät im linken Ohr trug, eine derartige Verbesserung ihrer Hörfähigkeit,

daß sie das Gerät ablegen konnte. Als sie das nächste Mal zum Hörtest ging, hatte sich ihr Gehör um zehn Dezibel verbessert, und inzwischen ist es beinahe normal. Muskeltesten hatte ergeben, daß sie nicht richtig atmete, und es hatte auch den Grund dafür offenbart: Im Alter von vier Jahren hatte sie eine heftige Auseinandersetzung zwischen ihrem Vater und ihrer Tante mitbekommen, in der es darum ging, wie ihr Vater sie und ihre Mutter behandelte. Dabei hatte sie vor Schreck den Atem angehalten, und dieses Atemmuster hatte sie 54 Jahre lang beibehalten. Nach diesem Anfangserfolg wendete sie die Techniken weiterhin an, was unter anderem zu Folge hatte, daß sich ihre rechte Schulter nicht mehr verklemmte, ein Problem, das sie früher oft wochenlang handlungsunfähig gemacht hatte.

Eine Dame hatte bereits seit sechs Monaten Schmerzen im Daumen, die besonders beim Anlassen ihres Autos auftraten. Ihr Arzt hatte zur Linderung des Schmerzes eine Operation vorgeschlagen. Jedesmal, wenn sie ihr Auto zu starten versuchte, drehte sie den Arm, um das Zündschloß zu betätigen. Sie wurde daher gebeten, den Arm wie bei dieser Handlung zu drehen und dann je eine Balancierung reaktiver Muskeln und starrer Muskeln auszuführen und zusätzlich die Spindelzellen in ihrem Unterarm zu bearbeiten. Innerhalb weniger Minuten war sie imstande, die Bewegung ohne jeden Schmerz im Daumen zu machen.

Neue Entwicklungen

Bei dem bisher Beschriebenen handelt es sich um Richtungen der Kinesiologie, die weltweit gelehrt und praktiziert werden. Es gibt fünf ziemlich junge Trainingsprogramme, die in Großbritannien entstanden sind. Derzeit werden sie auch ausschließlich in Großbritannien gelehrt und praktiziert. Wenn Sie sich über eventuelle Parallelentwicklungen in Deutschland, Österreich und der Schweiz informieren möchten, wenden Sie sich bitte an die entsprechenden Institute für Kinesiologie (Adressen Seite 173).

Balanced Health (Balancierte Gesundheit)
Balanced Health ist eine Unterrichtsreihe für Laien, die Grundkenntnisse in *Applied Kinesiology* vermittelt. Behandelt werden ausschließlich kinesiologische Verfahren, die vom *International College of Applied Kinesiology (ICAK)* akzeptiert werden. Der Ansatz ist holistisch und bezieht alle vier Aspekte des Menschen ein: den mentalen, den chemischen, den physischen und den energetischen. Ebenfalls berücksichtigt wird das Umfeld des Klienten, seine Lebensweise, sein Familienleben, sein berufliches Umfeld, seine Ernährungs- und Schlafgewohnheiten und seine sportlichen Aktivitäten. Gelehrt wird *Balanced Health* an der Akademie für Systematische Kinesiologie, *The Academy of Systematic Kinesiology (TASK)*, die im Jahre 1985 von Brian Butler gegründet wurde und auch Kurse auf professioneller Ebene anbietet. Von einer der professionellen Schülerinnen der Akademie, Marie Cheshire, einer Krankenschwester, stammen die folgenden Fallbeispiele.

Frau A, 46 Jahre alt, litt an einer geschwürigen Kolitis und hatte sich im Jahre 1986 einer mit der Entfernung des gesamten Dick- und Mastdarms verbundenen Ileostomie unterzogen. Sie klagte über starke prämenstruelle Spannungen, Schlaflosigkeit sowie Empfindlichkeit gegen Nahrungsmittel und war unfähig, Streß zu bewältigen. Die Behandlung durch ihren Hausarzt war nicht erfolgreich gewesen. Marie Cheshires Behandlung beinhaltete die

Bestimmung von Empfindlichkeiten gegen Nahrungsmittel und Ernährungsmängeln (über die Riddlers Reflexpunkte), Ernährungsberatung, die Arbeit an den Nebennieren, die Erinnerung an Verletzungen (Zellerinnerung) und Techniken zur Verbesserung der Selbstachtung. Innerhalb von sechs Wochen waren die prämenstruellen Spannungen der Klientin verschwunden, und fünf Monate später war sie völlig frei von Symptomen.

Frau B, 40 Jahre alt, litt seit sechseinhalb Jahren an Platzangst, nachdem ihr Vater plötzlich gestorben und ihr zweites Kind erheblich zu früh zur Welt gekommen war. Sie hatte eine Streßklinik aufgesucht, war von einer Gesundheitsfürsorgerin und psychiatrischen Krankenschwester zu Hause betreut worden und bekam Antidepressiva. Das alles hatte ihr ein wenig geholfen, aber sie brachte es immer noch nicht fertig, sich außerhalb ihrer häuslichen Umgebung aufzuhalten. Die Behandlung bestand aus emotionaler Streßablösung, Überkreuzbewegung, Schläfenklopfen, Löschung vergangener Traumata, Atmung, Chakra- und Schädelkorrektur, Korrektur der Ileozökalklappe, Bachblüten und einer besonderen Ernährung. Frau Bs Befinden besserte sich schnell, und Ende des Monats organisierte sie ein Familientreffen. Es war das erste Mal seit Beginn ihrer Krankheit, daß sie imstande gewesen war, solch eine öffentliche Veranstaltung zu ertragen. Seitdem hat sie ständig weiter Fortschritte gemacht.

Kreative Kinesiologie

Entscheidend inspiriert wurde die Kreative Kinesiologie von Haakon Lovell, einem Akupunkteur. Er konzentrierte sich auf die Arbeit mit feinstofflichen Energien, um das menschliche Potential zu erhöhen, entwarf einen Lehrplan für sein System und leitete im Jahre 1989 einen einjährigen Kurs in *Energiebewußtsein*, wie es damals hieß. Danach war er völlig ausgelaugt und beschloß, so etwas nie mehr zu tun. Er arbeitete daraufhin eng mit Carrie Jost zusammen, einer erfahrenen Kinesiologin und Psychotherapeutin. Gemeinsam entwarfen sie ein Trainingsprogramm, das heute als Kreative Kinesiologie bekannt ist. Im Mittelpunkt dies Programms stehen feinstofflichen Energien, die Meridiane, das Chi (Lebenskraft) und die Erforschung seiner Eigenschaften, die Chakras, die spirituelle Ebene, die Aura, der Ätherkörper, der Emotionalkörper, der Mentalkörper, der Astralkörper und die Verbindung zwischen diesen. Es berücksichtigt ererbte Einstellungen und Traumata und arbeitet mit der Blaupause des Menschen, der DNS, um durch Heilung Wandlungen zu bewirken. Kreative Kinesiologie hilft, Verhaltenmuster zu bestimmen, besonders die sich ständig wiederholenden.

Viele Klienten, die auf grundlegende Wandlungen in ihrem Leben hoffen, suchen Carrie mehrmals innerhalb weniger Monate auf. Andere suchen Hilfe bei ganz bestimmten Problemen, wie das folgende Fallbeispiel schildert.

Herr X fürchtete sich vor der Dunkelheit und ganz grundsätzlich vor Schwärze; die Farbe Schwarz machte ihm Angst. Mit Hilfe verschiedener Kinesiologietechniken fand Carrie heraus, daß es sich um eine ererbte Angst handelte. Sie arbeitete an seiner Meridianenergie und an den Chakras, um den ererbten Einfluß zu löschen. Die ergänzende Arbeit bestand darin, die Punkte auf seinem Kopf leicht zu berühren und die Punkte an seinen Füßen zu massieren. Das stellte die Energie des Klienten wieder her, und er fühlte sich deutlich stärker und glücklicher.

Life Care (Lebensfürsorge)
Life Care Kinesiology ist das Resultat von Richard Beales
Bemühungen, die Grundlagen der Kinesiologie zu verein-
heitlichen und in ein System zu bringen. Die Kurse basie-
ren auf Richards langjährigen Erfahrungen mit *Touch for
Health* und auf seinem in der Praxis mit vielen anderen
Kinesiologien erworbenen Wissen. Er hat eine für Laien
und Anwender bestimmte Kursserie zusammengestellt.
Der Unterschied liegt in der Anzahl der Kurse, die zu
absolvieren sind, und in dem Mehr an klinischer Praxis,
das der Anwender haben muß. *Life Care Kinesiology* beinhaltet grundlegende Techniken aus *Touch for Health*,
das Gesetz der Fünf Elemente, Chakrameditation, Techniken zur Auflösung emotionaler Ungleichgewichte sowie Akupunkturpunkte und benutzt Muskeltesten und
Fingermodes. Das allgemeine Ziel von *Life Care* besteht
weniger darin, den Schülern ein gebrauchsfertiges System
zu bieten, sondern will ihnen vielmehr helfen, ein kriti-
sches Bewußtsein in bezug auf Kinesiologie zu entwickeln, so daß sie ein System entwerfen können, das
ihren eigenen Bedürfnissen entspricht.

Optimum Health Balance
(Optimale Gesundheitsbalance)
Charles Benham machte in den späten siebziger Jahren
zum erstenmal Bekanntschaft mit der Kinesiologie, und
dieses System ist das Ergebnis seines eigenen fragenden
und forschenden Geistes und seiner Erfahrungen aus der
Arbeit mit Klienten. Der Bezeichnung *Optimum Health
Balance* liegt der Gedanke zugrunde, daß jeder von uns
einen optimalen Gesundheitszustand besitzt. Darunter ist
der höchstmögliche Grad an Gesundheit zu verstehen,
der in Anbetracht aller momentanen Lebensumstände
derzeit in einer einzigen Behandlung erreicht werden

kann. Das Ziel einer Behandlungssitzung besteht darin, daß der Klient diesen Gesundheitszustand am Ende der Sitzung erreicht hat. Charles beschreibt sein System als Biocomputer-Ansatz auf der Grundlage von Bildsymbolen, Finger-Hand-Körpermodes, verbalen und schriftlichen Aufforderungen und gelenkter Energieheilung. Heilmittel und Nahrungszusätze zur Lenkung der Energiemuster werden auf den Körper des Klienten gelegt.

Getestet werden Muskeln, wie sie in Gruppen natürlich funktionieren, das bedeutet, beide Arme und beide Beine zu testen. Die Muskelreaktion wird anschließend mit einer Symbolreihe auf Karten verglichen, die verschiedene Gesundheitsgrade repräsentiert, und in prozentualen Werten notiert. Die Behandlung wird vorgenommen, gefolgt von weiteren Überprüfungen zur Vergewisserung, daß sie ausreichend gewesen ist und daß keine weitere benötigt wird. *Optimum Health Balance* kann bei einer großen Spannweite von Problemen helfen, wie das folgende Fallbeispiel zeigt.

Dieser Fall ist insofern bemerkenswert, als sich das Problem als äußerst widerstandsfähig gegen Behandlung erwies. Ein im Ruhestand lebender Mann hatte an heftigen und ständigen Ischiasschmerzen im linken Bein und Gesäß gelitten. Abgesehen von diesem einen Problem betrachtete er sich als äußerst fit, und das Testen bestätigte dies. Die anfängliche Behandlung erwies sich als wirksamer als jede andere, die er versucht hatte, aber nach sechs Sitzungen erfolgte keine weitere Verbesserung. Daher kam man zu der Ansicht, daß eine Fortsetzung der Behandlung keinen Zweck habe. Der Klient entschloß sich jedoch weiterzumachen, weil er das deutliche Gefühl hatte, daß sich der Erfolg mit der Zeit einstellen würde. Und tatsächlich wachte er nach zwei weiteren Sitzungen schmerzfrei auf, und der Schmerz ist niemals wiedergekommen, obwohl er inzwischen wieder lange Spaziergänge macht, was von jeher seine Lieblingsbeschäftigung war.

Psychokinetische Gesundheit
(Psycho-kinetic Health – PKH)
PKH, die jüngste Richtung der Kinesiologie, die sich zur Zeit im Anerkennungsverfahren durch das *International College of Kinesiology* befindet, wirkt auf die tiefsten Energiesysteme des Körpers. Der Anwender arbeitet an den Meridianen und den feinstofflichen Körperenergien, die gestört sein können, fühlt sie, stellt sich auf sie ein und befreit damit den Energiefluß. Er reprogrammiert den Energiefluß, was zur Folge hat, daß das Ungleichgewicht höchstwahrscheinlich nicht wiederkehren wird. Diese Theorie beruht darauf, daß der Behandler die Energieblockaden fühlt und sogar sieht, so daß er schließlich imstande ist, sie durch geistige Bemühung zu bewegen und zu lösen.

Die ganze Macht unseres Geistes und unserer Gedanken bleibt noch zu erforschen, aber wir alle wissen, daß es Menschen gibt, die sich durch Visualisieren (Sehen mit dem Geist) erfolgreich von chronischen Krankheiten befreit haben. Es ist ebenfalls eine anerkannte Tatsache, daß sich Krankheiten in unserer Aura zeigen, lange bevor sie in körperlichen Symptomen zum Ausdruck kommen.

ANDERE NATURHEILVERFAHREN
UND KINESIOLOGIE

Der Arzt der Zukunft wird keine Medikamente geben, sondern vielmehr versuchen, seine Patienten für die Pflege des Körpers, die richtige Ernährung sowie für die Ursachen und Vorbeugung von Krankheiten zu interessieren.

Thomas Edison

Kinesiologie läßt sich gut mit anderen Naturheilverfahren kombinieren. Ihre Fähigkeit, andere Therapien zu ergänzen und zu unterstützen, macht den größten Teil ihrer Popularität aus. Aus diesem Grund machen viele qualifizierte Therapeuten eine Zusatzausbildung in Kinesiologie. Besonders das Muskeltesten hat sich als Biofeedback-Methode von unschätzbarem Wert erwiesen.

Akupunktur

Kinesiologie hat ihren Ursprung in der Akupunktur. Marek Ubanowicz, ein traditionell ausgebildeter Akupunkteur, der sich seit langer Zeit mit Kinesiologie beschäftigt, sagt über die Beziehung zwischen Akupunktur und Kinesiologie:

Die Meridiantheorie der *Applied Kinesiology* basiert auf einer vereinfachten Form des Fünf Elemente-Modells. Es wird nicht zwischen Problemen in den Bahnen und Ungleichgewichten in den Organen unterschieden, Pulsqualität und Hauptenergieblockaden werden nicht einbezogen, und die tieferen Meridianbahnen werden ebenfalls

146

nicht berücksichtigt. Mit der Zeit wird vielleicht einiges davon einbezogen werden, zumal immer mehr Akupunkteure sich in *Applied Kinesiology* ausbilden lassen. *Applied Kinesiology* hat der Akupunktur insofern gute Dienste geleistet, als sie dazu beibetragen hat, diese Therapieform zu entmystifizieren, indem sie ihre Gültigkeit über das leicht zugängliche Muskeltesten bewiesen hat.

Bikram Deal, ein Absolvent der *Academy of Traditional Chinese Acupuncture and Systematic Kinesiology*, hat die beiden Therapien erfolgreich in seiner Praxis kombiniert. In seiner Arbeit mit Klienten führt er die Sondierungen unter Anwendung beider Systeme durch, um festzustellen, was die Selbstheilungskräfte des Körpers behindert. Wenn eine Überlappung von Ungleichgewichten vorliegt, hilft die Kinesiologie zu entscheiden, womit der Therapeut sich zuerst befassen muß.

Eine junge Frau in den Zwanzigern mit der Diagnose von ME (Myalgische Enzephalitis – Chronisches Erschöpfungssyndrom) reagierte gut auf Akupunktur und benötigte dann strukturelle Korrekturen im Bereich des oberen Nackens und unteren Rückens, bevor sie weitere Fortschritte machte. Bikram Deal bestimmte und vollzog die Korrekturen unter Anwendung von Kinesiologie. Die Behandlungen wurden mehrere Monate lang durchgeführt. In dieser Zeit verschwanden Verdauungsstörungen, Benommenheit und Schwindelanfälle, unter denen die junge Frau gelitten hatte. Sie ist nun bereits seit drei Jahren frei von sämtlichen ME-Symptomen.

Jane Tranmers Begeisterung für *Touch for Health* und ihre Faszination für chinesische Philosophie führten dazu, daß sie sich 1988 an der *Northern Academy of Acupuncture* zur

Akupunkteurin ausbilden ließ. Sie begann, die traditionelle chinesische Medizin mit *Touch for Health* zu koordinieren und Behandlungen ohne Nadeln durchzuführen. Jane, die ihre Ausbildung im Jahre 1990 abgeschlossen hat, befindet sich als Akupunkteurin insofern in einer einzigartigen Situation, als sie zu Beginn jeder Behandlung Kinesiologie anwendet. In folgenden Fällen hat sie Kinesiologie als Schlüssel benutzt, um die Tür zur Heilung aufzuschließen:

Frau J brauchte Hilfe bei der Entziehung von Beruhigungsmitteln und für die Bewältigung der damit verbundenen Nebenwirkungen und Entzugserscheinungen. Nach einem Jahr der erfolgreichen Arbeit an verschiedenen Aspekten erwies sich die Ileozökalklappe (die Klappe am Übergang des Dünndarms in den Dickdarm) bei Muskeltesten wiederholt als Priorität. Die Korrektur half ihren Rückenschmerzen und Verdauungsproblemen, hielt jedoch nicht an. Weiteres Testen zeigte an, daß Frau J ein Candidaheilmittel benötigte. Seitdem ist sie immer stärker geworden und „fühlt sich allmählich wie ein normaler Mensch".

Frau W, 74 Jahre alt, kam mit einer ganzen Reihe von Beschwerden; ihr Hauptproblem war ihr Rücken, aber sie hatte auch Schwierigkeiten mit der Verdauung, den Knien, der Blase und einem seit langer Zeit bestehendem Trauma, das sie nicht in Anwesenheit ihres Mannes erörtern wollte, der sie stets begleitete. Nach etwa 18 Monaten hatten sich die Dinge nicht sehr verändert, aber sie wollte die Behandlung fortsetzen, da sie sich besser fühlte. Als sich ihr Mann eines Tages nicht im Raum befand, stellten sich schließlich Emotionen als Priorität heraus, und nach einer emotionalen Streßablösung war Frau W ihre Rückenschmerzen los. Es gibt noch weitere Arbeit zu tun, aber nun ist die Richtung klar, und ihre anderen Leiden bessern sich.

Aromatherapie

In der Aromatherapie werden ätherische Öle therapeutisch zur Behandlung gesundheitlicher Probleme genauso eingesetzt wie zur Bewahrung einer guten Gesundheit und zur Förderung des allgemeinen Wohlbefindens. Der bekannte Aromatherapeut Robert Tisserand bezieht die Kinesiologie seit dreizehn Jahren in sein Trainingsprogramm ein. Er hält es jedoch für sehr wichtig, daß sich seine Schüler sowohl der Vorteile als auch der Grenzen der Kinesiologie bewußt sind. Kinesiologie ist kein Allheilmittel, sondern lediglich ein nützliches Instrument, dessen sich der Aromatherapeut bedienen kann, um beispielsweise die richtigen Öle auszuwählen. Die Möglichkeit, durch Muskeltesten Zugang zum Energiesystem des Klienten zu bekommen, ist ebenfalls von großem Nutzen für die Behandlung.

Bachblütentherapie

Die Blütentherapie nach Dr. Edward Bach ist eine einfache Selbsthilfemethode, die jedem zur Verfügung steht. Die Bachblüten behandeln eher Emotionen, Charakterzüge und Temperament als körperliche Symptome. Sie spielen eine wichtige Rolle bei der Enthüllung von Stressoren. Kinesiologie kann benutzt werden, um die benötigten Blütenessenzen zu ermitteln, und manchmal ist die Behandlung mit Bachblüten die einzige erforderliche, wie das folgende Fallbeispiel schildert.

Eine verheiratete Frau in den Fünfzigern, die in einem Lebensmittelladen an der Kasse arbeitete, konsultierte Charles Benham wegen heftiger Migräneanfälle, die zwei bis drei Tage andauerten und jeden Monat auftraten, obwohl der Zeitpunkt innerhalb des Monats nicht immer derselbe war. Diese Anfälle beeinträchtigen hauptsächlich die rechte Kopfseite und wurden begleitet von Übelkeit, Depression und einem Kältegefühl. Sie hatte seit zehn Jahren unter diesem Problem gelitten und verschiedene Behandlungen versucht, einschließlich Akupunktur und Homöopathie. Sie gab auch an, allergisch gegen Zitrusfrüchte zu sein, und litt infolge eines Autounfalls, der vor mehreren Jahren passiert war, linksseitig an Schmerzen in Hüfte und Bein.

Das Testen enthüllte eine eindeutige Verbindung zwischen der Migräne und der allergischen Reaktion; weiteres Testen zeigte eine linksseitige Beckenverschiebung und *aktives* Narbengewebe am linken Bein an. Die einzig erforderliche Behandlung bestand in der Gabe von zwei Bachblüten, Clematis und Scleranthus, von denen zehn Tage lang täglich viermal zwei Tropfen in Wasser zu nehmen waren.

Die Bates-Methode zur Verbesserung der Sehfähigkeit

Anthony Attenborough kombiniert die Bates-Methode mit Kinesiologie, um mit wirksameren und umfassenderen Mitteln das Augenlicht zu verbessern und den mit dem Sehen verbundenen Streß zu mildern. Sehen ist eine instinktive Funktion, die zu ihrer Verbesserung streßfreier Bedingungen bedarf. Muskeltesten kann unerkannten Streß enthüllen, und dieser kann dann balanciert werden, indem man mit dem Körper als Ganzem arbeitet, was das Sehvermögen auf natürliche Weise verbessert.

Helen ist eine schlechte Leserin, weil ihre Augen nicht zusammenarbeiten. Sie bekam im Alter von vier Jahren eine Brille, um das Schielen auszugleichen, das später operativ korrigiert wurde. Jetzt zeigt es sich nur noch, wenn sie müde ist. Helen hörte mit 15 Jahren auf, eine Brille zu tragen. Sie findet es äußerst schwierig, nachts zu fahren, da sie ausgesprochen lichtempfindlich ist. Einleitend wurden ihre Augenbewegungen durch die Berührung neurovaskulärer Punkte harmonisiert, und ihr Augenlicht verbesserte sich weiterhin durch die Arbeit am zugrundeliegenden Streß. Schließlich wurde das Fahren in der Nacht das vordringliche Problem. Muskeltesten enthüllte dies als einen Streß, der die Konzentrationsfähigkeit der Klientin beeinträchtigte, förderte eine Erfahrung aus der frühen Kindheit zutage und zeigte an, daß sie gegen grelles Licht allergisch war. Die beteiligten Emotionen waren Sarkasmus und das Gefühl, nicht beachtet zu werden oder ungeliebt zu sein. Altersrezession führte zurück zu einem Zeitpunkt zehn Tage nach ihrer Geburt – sie wurde damals im Dunkeln allein gelassen. Die Emotionen und diese Erfahrung wurden mit Kinesiologie wieder balanciert, der mit dem Problem verbundene Streß wurde gelöscht, und Helen bekam den Rat, die Farbe Grün zu tragen, die sie darin unterstützen sollte, Licht, Dunkel und grelles Gegenlicht zu tolerieren. Seit dieser Behandlung sind fünf Jahre vergangen, und Helen fühlt sich bei Fahrten in der Nacht weiterhin zuversichtlich.

Chiropraktik

Die Kinesiologie hat sich aus der Chiropraktik entwickelt, einer manipulativen Therapie, die an der Wirbelsäule und an den Gelenken arbeitet. Richard Cook, Chiropraktiker und Mitglied des ICAK, der sich seine Arbeit nicht ohne *Applied Kinesiology* vorstellen kann, schreibt:

Der wichtigste Vorteil besteht darin, daß wir imstande sind, die Priorität von Körperproblemen zu ermitteln und damit vorrangig in die Bereiche einzugreifen, die Beachtung erfordern. Dies schafft die Vermutungen ab, das alte *Einrenken und Beten*, und ermöglicht es dem Praktiker, schnellere und voraussagbarere Ergebnisse zu erzielen, die für alle Beteiligten besser sind.

Ein neunjähriges Mädchen litt an Asthma, das sich verschlimmerte, als ihre Eltern sich scheiden ließen. Die chiropraktische Behandlung konzentrierte sich auf die Mobilisierung des Brustkorbs und einige Ausgleichungen der Halswirbel. Kinesiologisches Testen enthüllte ein Schädelproblem, Duralsackverdrehung durch ein gedrehtes Becken, ein schlecht funktionierendes Immunsystem und ein Ungleichgewicht im Zwerchfell. Nach fünf Sitzungen brauchte sie ihren Inhalator nicht mehr, ihre Gesichtsfarbe hatte sich verbessert, ihr Energieniveau war deutlich höher, und sie fühlte sich viel besser.

Frau P, 38 Jahre alt, beklagte sich über schwache, schmerzende Beine und Kribbeln in den Händen und litt seit sechzehn Jahren an MS (Multiple Sklerose). Chiropraktik ist zur Behandlung von MS von keinem großem Wert, aber in Kombination mit Kinesiologie eröffnen sich weitere Möglichkeiten, und man kann viel erreichen. Muskeltesten bei dieser Patientin ergab eine Reaktion auf Zucker, ein Problem mit ihrem Nacken, Duralsackverdrehung und Probleme mit Quecksilberamalgam in ihren Zahnplomben. Muskeltesten zeigte einen Bedarf für Bachblüten an, und Richard arbeitet in Verbindung mit ihrem Zahnarzt, der die Anstoß erregenden Füllungen entfernt – in der durch Muskeltesten bestimmten Reihenfolge. Nach sechs Monaten regelmäßiger Behandlung hat sich ihr allgemeiner Gesundheitszustand verbessert, und ihr Energieniveau ist deutlich gestiegen.

Isobel Stevenson, eine McTimoney-Chiropraktikerin, setzt Kinesiologie vor einer Manipulation ein, wenn sich Emotionen oder Ernährung als Priorität herausstellen, weil sie entdeckt hat, daß jede Manipulation besser greift, wenn diese Probleme zuvor gelöst werden. Bei strukturellen Ungleichgewichten ermittelt Isobel mit Muskeltesten, welche speziellen Ausgleichungen in welcher Reihenfolge benötigt werden. Kinesiologie befähigt den Patienten, an seiner Behandlung teilzunehmen und mehr in seine eigene Heilung einbezogen zu werden.

Ernährungsberatung

Die beiden Kinesiologen, von denen nun die Rede ist, sind sehr erfahren und arbeiten in erster Linie mit Ernährung, weil sie herausgefunden haben, daß dies ihren Klienten am meisten nützt. Sie sammeln Informationen, indem sie sich viel Zeit nehmen, um mit ihren Klienten zu sprechen, und durch einen Fragebogen, den sie vor dem ersten Termin an den Klienten schicken.

Die Anwendung einer als Polarität-Reflexanalyse bekannten Technik macht einen großen Teil von Terrys Larders Arbeit aus. Getestet werden Reflexpunkte auf dem Körper, die sich auf den Bedarf an Nährstoffen für die verschiedenen Körperorgane beziehen. Polarität bezieht sich in diesem Fall auf die Richtung, in der die Energie fließt. Terry hat festgestellt, daß diese Technik ihr hilft, komplizierte Gesundheitsprobleme zu entwirren, ernährungsmäßige Unterstützung anzupeilen und es dem Körper zu ermöglichen, diese Unterstützung aufzunehmen.

Eine Dame mit einer stark gespannten Kniesehne hatte mehrere Sportspezialisten konsultiert, die nur zu Dehnübungen raten konnten, die zwar halfen, dem Problem jedoch nicht auf den Grund gingen. Muskeltesten zeigte Ernährung als einen relevanten Bereich an. Zucker war der Hauptübeltäter, der die Spannung verursachte. Terry konnte dies demonstrieren, indem sie die Dame Zucker im Mund halten und selbst fühlen ließ, wie die Muskeln in der Kniekehle sich spannten. Durch die Streichung von Zucker und Kaffee aus ihrem Speiseplan wurde das Problem behoben.

Bei einem Sportler, der fünf Monate lang eine konventionelle Behandlung für einen sehr geschädigten Quadrizepsmuskel (Schenkelstrecker) erhalten hatte, wurde eine Bakterieninfektion festgestellt. Terry gab ihm Heilkräuter mit antiseptischen Eigenschaften, und das Problem löste sich sehr schnell.

Michael Kent setzt Kinesiologie überwiegend als Mittel zur Überprüfung des ernährungsbedingten Zustands des Körpers ein und geht die meisten Probleme von der chemischen Seite her an, nicht weil er das für die Antwort auf alles hält, sondern weil er auf diese Weise äußerst wirksam arbeitet, um Menschen zu helfen. Ernährung ist grundlegend für unsere Gesundheit. Chemie (die Art und Weise, wie der Körper die Nährstoffe verdaut und absorbiert) ist ebenso wichtig.

Wenn man erst einmal den Schlüssel zu dem Problem gefunden hat, erfolgt die Reaktion des Körpers blitzschnell; der Körper scheint zu sagen: „Danke, das ist alles, was ich brauche." Eine Frau konsultierte Michael Kent und präsentierte nur ein Symptom: Jedesmal, wenn sie sich hinsetzte, wurde sie am ganzen Körper von Juckreiz befallen. Es war kein Ausschlag vorhanden, aber das

Jucken war äußerst unangenehm und verschlimmerte sich. Allergie war eine berechtigte Vermutung, aber sie wurde nicht bestätigt, wohl aber ein hoher Blutzuckerwert. Michael Kent schlug ein Ernährungsprogramm vor, das die Klientin befolgte. Daraufhin hörte der Juckreiz auf und ist seitdem nie wieder aufgetreten.

Eine über achtzigjährige Dame, die an grünem Star litt und deren Gesichtsfeld von Tag zu Tag enger wurde, kam mit ihrer Tochter zu Michael. Kinesiologie enthüllte einige ernährungsbedingte Ursachen, und Michael behandelte diese zuerst. Nach sechs Monaten hatte die alte Dame 50 Prozent ihres peripheren Sehvermögens zurückerlangt.

Farbtherapie

Farbe spielt eine sehr große Rolle in unserem Leben. Sie kann Gefühle und Erinnerungen in uns wachrufen, unser Aussehen und unsere gesamte Erscheinung positiv hervorheben, sie kann uns inspirieren und uns helfen, unsere Gesundheit und unser Wohlbefinden wiederherzustellen. Wir sind auf Schritt und Tritt von Farbe umgeben, auch wenn wir ihr wenig Beachtung schenken, und daß Farbe von größter Bedeutung für unseren Körper und unsere Emotionen ist, spiegelt sich sogar in unserer Sprache wider: Wir sind gelb vor Neid oder rot vor Zorn. Wir ärgern uns schwarz oder sehen schwarz, und manchmal sind wir kreideweiß vor Schreck... Farbtherapie kann eingesetzt werden, um physische und mentale Probleme zu behandeln, und ihre Möglichkeiten sind erstaunlich vielfältig. Kinesiologen benutzen Farbe in ihren Balancierungen, indem sie den Klienten die Farbe visualisieren lassen oder sie ihm auf den Körper strahlen/legen; oder sie lassen den Klienten während des Muskeltestes auf verschiedene Farben blicken, um festzustellen, welche Farbe eine stärkende Wirkung auf diesen Menschen hat. Natürlich kann es auch vorkommen, daß eine Farbe den Menschen schwächt, und auch das kann man durch Muskeltesten herausfinden.

Heather Willings hat durch Intuition und Meditation gelenkt eine Reihe farbiger Muster entworfen, die als Hilfsmittel für die Diagnose gesundheitlicher Probleme benutzt werden können. Es ergaben sich zwölf dieser Muster, was eine Verbindung zu den zwölf Meridianen der Akupunktur nahelegte. Heather gelang es durch Pendeln, zwei Muster und zwei Meridiane aufeinander zu beziehen, die sie dann Freunden zeigte, ohne zu erklären, was sie repräsentierten. Eine Dame mit Asthma fühlte sich sofort vom Lungenmuster angezogen, eine andere mit Kreislaufproblemen wählte das Herzmuster. Muskeltesten ergab, daß immer dann, wenn jemand sich von einem bestimmten Muster angezogen fühlte, der mit dem entsprechenden Meridian verbundene Muskel schwach war – und das galt ausnahmslos! Längeres Betrachten des Diagramms hatte eine stärkende Wirkung auf den Muskel.

Heilen

Heilung ist das äußere Anzeichen einer Wiederherstellung von innerer Harmonie und Balance.   Louis Proto

Handauflegen, Glaubensheilung, psychisches Heilen, spirituelles Heilen, magnetisches Heilen und die relativ junge therapeutische Berührung – all diese Formen der Heilung nutzen das menschliche Potential, um Energien zu mobilisieren und sie zur Heilung anderer Menschen auf diese zu übertragen. Wenn wir akzeptieren, daß Menschen energetische Wesen mit einem ständigen Energiefluß innerhalb und außerhalb ihrer Körper sind, verstehen wir, wie eine einfache Berührung helfen kann, die Gesundheit und das Wohlbefinden eines Menschen wiederherzustellen. Heilung bedeutet, die feinstofflichen Energiefelder wieder in Balance zu bringen. Es gibt viele Bereiche, in denen sich Heilen und Kinesiologie überschneiden, obwohl letztere eher auf der physischen Ebene arbeiten mag.

Michael Mann, ein in *Touch for Health* ausgebildeter Heiler, stellte fest, daß er besonders bei der Arbeit mit neurovaskulären Punkten die Heilungsenergien zu den Punkten lenkte, die Balancierung benötigten, und daß diese Balance innerhalb von ein oder zwei Sekunden erreicht war.

Maggie la Tourelle kombiniert Heilen und Kinesiologie. Viele Menschen sind Heilern gegenüber skeptisch und würden sich nicht von einer Heilerin behandeln lassen, sie kommen jedoch sehr wohl zu einer Kinesiologin. Maggie kann Ungleichgewichte in der Aura bestimmen, indem sie ihre Hand auf verschiedene Stellen des Energiefeldes legt, während sie Muskeltesten vornimmt und die Muskelreaktion beobachtet. Der Vorteil von Kinesiologie liegt darin, daß der Klient aktiv in den Prozeß einbezogen wird, und diese physische Demonstration ist oft die erste Erfahrung, die der Klient mit der Präsenz von etwas macht, das er nicht sehen kann. Diese Erfahrung kann ihm helfen, sich mit seiner eigenen Sensitivität zu verbinden; er mag beginnen, Empfindungen von Kälte, Wärme oder Kribbeln wahrzunehmen, wenn jemand seine Hände nah an seinen Körper hält, ohne ihn zu berühren. Muskeltesten kann präzise bestimmen, wo sich ein Problem befindet, wie weit es vom Körper entfernt ist und was erforderlich ist, um das Energiefeld wiederherzustellen. Die heilende Behandlung kann darin bestehen, daß der Therapeut seine Hände in die Problemzone hält (oft ist nicht mehr als das erforderlich) oder Farbe, Töne, Blütenessenzen, Edelsteine, Heilkräuter und so weiter einsetzt. Kinesiologie bietet einen wunderbaren Einstieg in die Arbeit mit feinstofflichen Energien. Menschen, die das Heilen erlernen wollen, entdecken in den ersten beiden Tagen ihres Trainings, daß sie die Energie in den Meridianen fühlen und mobilisieren können. Dies ist eine Fähigkeit, von der man bislang glaubte, sie sei angeboren und nur *Heiler* besäßen sie. Wir alle sind potentielle Heiler. Es ist nur die Frage, worauf und wie wir unsere Aufmerksamkeit konzentrieren.

Herr N litt nach einem Verlust in der Familie an Depressionen. Ein altes Rückenproblem war außerdem mit solcher Heftigkeit wiederaufgetreten, daß er nicht arbeiten konnte. Das machte ihm größte Sorgen, da er eine selbständige Tätigkeit ausübte. Kinesiologische Sondierung bestimmte, welche Rückenwirbel beteiligt waren, und sanfte Energiearbeit, die in einfachem Halten der betreffenden Punkte bestand, ermöglichte das Ausrichten seiner Wirbelsäule und milderte den Schmerz. Er bekam Übungen verordnet, die halfen, seinen Rücken zu stärken. Weiteres Testen enthüllte Allergien. Seine körperliche Verfassung hat sich durch die Behandlung deutlich verbessert. Er arbeitet wieder und ist fähig, sich ohne zusätzliche physische Probleme mit seinem Kummer auseinanderzusetzen.

Homöopathie

In der Homöopathie wird Gleiches mit Gleichem behandelt, indem man mit einer winzigen Menge einer Substanz dieselben Symptome behandelt, die durch die Einnahme einer großen Menge dieser Substanz bei einem Menschen auftreten würden. Wirksam ist lediglich die *Energie* der Substanz, und diese erhält man, indem man die Substanz viele Male verdünnt und verschüttelt.

Cilla Higley kombiniert Homöopathie mit Kinesiologie, vor allem, um schnell und sicher zu entscheiden, welches homöopathische Mittel anzuwenden ist. Muskeltesten und Fingermodes können eine klare Antwort darauf geben, welches Mittel in welcher Potenz (Verdünnung) einzusetzen und wie oft und wie lange das Mittel einzunehmen ist. Das ist ein nicht zu unterschätzender Vorteil, denn manchmal muß man eine Reihe von Versuchen und Irrtümern durchlaufen, bevor man das richtige Mittel für den Patienten gefunden hat.

Hypnotherapie

Christine Baldwin, eine qualifizierte Hypnotherapeutin, hat Kinesiologie in den letzten vier Jahren mit beeindruckenden Ergebnissen in ihrer Praxis angewendet: „Kinesiologie ist inzwischen der Angelpunkt, um den sich all meine anderen Therapien drehen."

Christine überprüft ihre Klienten routinemäßig mit Kinesiologie, weil sie festgestellt hat, daß oft ein Problem mit verordneten Medikamenten, Allergien, Candidiasis oder dem Mangel an lebenswichtigen Nährstoffen vorliegt, dem man sich vor der Arbeit mit dem Unterbewußtsein zuwenden muß. Sehr oft lösen sich die emotional-psychischen Probleme ohne Hypnotherapie. Kinesiologie kann helfen, den Problemen zugrundeliegende Ursachen zu enthüllen, obwohl der Klient nicht immer bereit sein mag, diese zu akzeptieren.

Eine zweiundzwanzigjährige Frau litt nach einem kleineren Autounfall an Panikattacken und kam deswegen zur Behandlung. Nach dem ersten Eindruck handelte es sich hier um einen einfachen Fall, bei dem mit Hypnotherapie an der Beseitigung der mit dem Unfall verknüpften Angst zu arbeiten war. Die Dame nahm auch Thyroxin wegen einer unteraktiven Schilddrüse. Kinesiologisches Testen zeigte jedoch an, daß ihre Schilddrüse überaktiv war, also reduzierte sie mit Zustimmung ihres Arztes die Einnahme von Thyroxin. Die hypnotherapeutischen Sitzungen, in denen an dem Autounfall gearbeitet wurde, erwiesen sich als so erfolgreich, daß sie ihre Kinder wieder zur Schule fahren konnte und sich selbst innerlich besser fühlte. Der nächste Labortest ergab jedoch, daß ihr Schilddrüsenwert niedrig war, und sie wurde überredet, die Einnahme von Thyroxin zu erhöhen: Die Panikgefühle traten wieder auf.

Eine vierzigjährige Frau rauchte täglich dreißig Zigaretten und litt an geschwollenen Gelenken, Hitzewallungen, Angst, Schuldgefühlen, Frigidität, Schlafstörungen, einer starken Froschphobie, Angst vor der Menopause und Panikattacken. Ihre medizinische Vorgeschichte enthüllte, daß sie anämisch gewesen war, zwei Schwangerschaftsunterbrechungen und zwei Ausschabungen gehabt und mehrere Zähne durch Ziehen verloren hatte. Christine arbeitete zuerst an der Löschung der schmerzhaften Erinnerungen an die Operationen und gebrauchte Streßablösung und Altersrezession, um der Frau zu helfen, ihre frühere unglückliche Ehe und Scheidung zu bewältigen. Weitere hypnotherapeutische Sitzungen haben gegen die Furcht vor der Menopause und weitere unbestimmte Ängste geholfen. Die Klientin hat aufgehört zu rauchen und ist ihre Froschphobie ebenfalls losgeworden.

Der Hypnotherapeut Allan Oakman kombiniert emotionalen Streßabbau mit Hypnotherapie und verwandelt die negativen Muster seiner Klienten mit großem Erfolg in zuversichtliche und positive Handlungen. Menschen mit Examensangst behandelt er mit hypnotischer Suggestion und läßt sie vor dem Examen ihre Streßablösungspunkte halten.

Massage

Kinesiologie und Massage passen sehr gut zusammen. Die Kinesiologie gibt dem Masseur zusätzliche Fertigkeiten, mit denen er arbeiten kann, um gespannte Muskeln zu lösen und Schmerzen zu lindern. Es ist nicht unbedingt erforderlich, daß er oder sie das Muskeltesten beherrscht. Er kann auch einfach die entsprechenden Reflexpunkte reiben oder die Meridiane abfahren (Seite 50). Während er die Wirbelsäule hinunterarbeitet, kann er alle dort liegenden neurolymphatischen Punkte stimulieren.

Musiktherapie

Wenn verschiedene Muskeln abgeschaltet sind, kann man mit dem Spielen der richtigen Musik eine Stärkung bewirken. Dr. John Diamond, Psychiater, Heiler und Autor mehrerer Bücher, bedient sich seit mehr als dreißig Jahren der therapeutischen Wirkung von Musik. Musik ist ein Teil des Lebensrhythmus und besitzt das Potential, die Lebensenergie zu wecken und die Funktion der Thymusdrüse anzuregen. Das Gegenteil ist ebenso wahr: Viele Kompositionen haben eine schwächende Wirkung auf die Lebensenergie. Diamond hat über 30.000 Musikstücke über Muskeltesten an Schülern erprobt und ist zu interessanten Ergebnissen über die Arten von Anregung gelangt. Beethoven, Bach und Wagner gehören seinen Untersuchungen zufolge zu den Komponisten *hoher Energie*. Dieser von Diamond selbst gepägte Begriff will sagen, daß ihre Musik die Lebensenergie der Zuhörer steigert. Seine therapeutische Arbeit hat John Diamond auf die Idee gebracht, nach der persönlichen Harmonie eines jeden Menschen zu suchen, nach seiner oder ihrer *Cantillation*, dem individuellen Lied der Seele.

Osteopathie

Clive Lindley-Jones ist Osteopath und Lehrer für *Applied Kinesiology*. Seit mehr als zehn Jahren bezieht er Kinesiologie in seine Arbeit ein. Er sagt:

Es gibt immer mehr Osteopathen, die sich in *AK* ausbilden lassen. Diese Zusatzausbildung läßt sich natürlich und relativ leicht in die osteopathische Praxis einbeziehen, weil ihre grundlegenden Techniken, wie *Challenging* (Überprüfung) und Therapielokalisierung, die Fertigkeiten des Osteopathen ergänzen. Viele diagnostische Techniken der *AK* sind Weiterentwicklungen ursprünglich osteopathischer und chiropraktischer Konzepte. Die Einführung von *AK*-Techniken in die osteopathische Praxis dient also sowohl der Erweiterung der traditionellen Behandlungsmethoden als auch dem Ausbau der diagnostischen Methoden, die nötig sind, um zahlreiche Probleme zu bestimmen und zu behandeln: Nahrungsunverträglichkeiten, Candidiasis, Erschöpfung, Überaktivität, Schläfenbein-Unterkiefer-Probleme und viele andere.

Ein 27 Jahre alter Ingenieur litt seit dreizehn Jahren an Knieschmerzen und hatte deswegen das Rugbyspielen aufgeben müssen. Die Sondierung ergab, daß er ein gedrehtes Becken und eine Schwäche in den Quadrizepsmuskeln beider Beine hatte. Muskeltesten zeigte an, daß es Signalfehler zwischen den am Knie ansetzenden Muskeln gab, und diese verursachten Spannungen im Kniegelenk. Die Untersuchung des Fußes ergab ein Ungleichgewicht in den Fußknochen. Als dies letztendlich alles aufgelöst war, war die Funktion der Quadrizepsmuskeln (starke Muskeln an der Vorderseite der Beine) immer noch gestört. Einmaliges Testen offenbarte keine Schwäche, beim aeroben (wiederholten) Testen jedoch wurden die Muskeln nach acht oder neun Wiederholungen schwach. Diese wiederholte Bewegung ist nämlich genau das, was beim Gehen oder Laufen geschieht. Dieses Muster wurde durch Behandlung der neurolymphatischen Punkte und durch entsprechende Ernährung korrigiert. Die Knieschmerzen verschwanden daraufhin ganz.

Die dreijährige Sarah hatte seit ihrer Geburt noch nie richtig durchgeschlafen. Sie schlief schlecht ein und wachte jede Nacht acht- bis neunmal auf. Außerdem litt sie an ständigen Ohrenschmerzen und geschwollenen Drüsen. Die Untersuchung, die aus kinesiologischem Testen und kranialer osteopathischer Arbeit bestand, erbrachte, daß mehrere Knochen in ihrem Kopf immer noch unter Druck von ihrer Geburt her standen. Nach drei Behandlungen wachte sie nur noch drei- bis viermal in der Nacht auf und nicht jedesmal, wenn sie sich umdrehte. Kinesiologie wurde außerdem zum Austesten homöopathischer Mittel angewandt, und nach sechs Behandlungen mit diesen Mitteln schlief Sarah nachts durch und litt nicht mehr an Ohrenschmerzen.

Phytotherapie

„Heilkräuter sind wesentlich und äußerst wertvoll, um einen überlasteten Geist und Körper zu unterstützen, zu reinigen und zu stärken, während mit der Anwendung von Kinesiologie tiefere psychische Probleme bestimmt, bearbeitet und gelöst werden", schreibt Marion Bielby, eine medizinische Kräuterheilkundige. Marion findet, daß die Kombination beider Therapien die Fähigkeit zur schnelleren und vollständigeren Selbstheilung fördert. Die meisten Menschen haben vielschichtige Probleme. Wo mit einer Behandlung zu beginnen ist und welche Heilkräuter in welcher Kombination und Dosierung am wirksamsten sind, kann mit sensitiver Kinesiologie sondiert werden. Da der Klient an dem ganzen Ablauf beteiligt ist, kann er selbst feststellen, welche Entscheidungen ihn befähigen, mehr Verantwortung für seine Gesundheit und sein Wohlbefinden zu übernehmen.

Psychologische Beratung

Ein Kinesiologe, der an Emotionen arbeitet, wendet nur Muskeltesten und kinesiologische Behandlungen an. Ein traditioneller Berater engagiert sich im Gespräch mit dem Klienten und leistet keine praktische oder energetische Arbeit. Maggie la Tourelle, die holistische Ansätze in der Gesundheitspflege praktiziert und lehrt, bringt Kinesiologie in ihre Arbeit als Beraterin ein und arbeitet auf eine ganzheitliche Weise, die ihren Klienten sehr zugute kommt. Über die Art und Weise, wie Kinesiologie die Beratung unterstützt und ergänzt, sagt sie:

Geist und Körper sind Teile desselben Systems, und die Anwendung von Kinesiologie ist manchmal wichtig, um Ungleichgewichte, die den emotionalen Zustand des Klienten beeinträchtigen, aufzuspüren und zu korrigieren. Bedingt durch ein Ungleichgewicht der Hirnhemisphären kann der Klient entweder zu logisch sein und nicht imstande, Alternativen in Betracht zu ziehen, oder zu irrational, um Dinge Schritt für Schritt auszuführen. Kinesiologie kann die Integration der Hirnhemisphären austesten und Ungleichgewichte mit Überkreuzbewegungen korrigieren. Manche Klienten sind zu stark auf ihr Problem konzentriert. Sie scheinen Scheuklappen zu tragen, und die Aktivierung von Akupunkturpunkten kann ihnen helfen, eine großzügigere Perspektive zu gewinnen. Was wir essen, wirkt sich nicht nur auf unsere Körperchemie aus, sondern auch auf unsere Emotionen. Die Ermittlung aller Nahrungsmittel und Getränke, die die Gefühle des Klienten negativ beeinflussen, vollendet daher das Bild, und das Vermeiden dieser Stoffe unterstützt die allgemeine Veränderung, die die Beratung bewirken kann. Streß wird oft von Spannung und Schmerz in den Muskeln begleitet. Während die Beratung sich mit den emotionalen Problemen befaßt, kann kinesiologische Energiebalancierung die straffen Muskeln lösen und die Spannung mildern. Kinesiologie bietet auch spezielle Techniken, die zusätzlich zu der Beratung eingesetzt werden können, um emotionale Konflikte, Phobien und Süchte zu behandeln.

Herr K war 35 Jahre alt und Künstler. Seine Vorgeschichte war voll von Depressionen und Schwierigkeiten, mit seinem Leben klarzukommen. Er litt an Rückenschmerzen, die sich durch konventionelle Behandlung nicht gebessert hatten und zu seinen Depressionen beitrugen. Die psychologische Beratung half ihm, mit seinem Leben besser zurechtzukommen und sich stärker zu fühlen, aber sein Rückenproblem zog ihn schnell wieder hinunter. Hier bewirkte die kinesiologische Behandlung eine entscheidende Besserung. Herr K lernte, die Technik der emotionalen Streßablösung für sich anzuwenden und ist jetzt sicher, sein Leben besser im Griff zu haben.

Zahnheilkunde

Der Zahnarzt Brian Thornton praktizierte bereits seit zwanzig Jahren und war in dieser Zeit stets mit teilnahmsvoller Beruhigung und möglichst sanfter Behandlung auf dentale Phobien eingegangen. Bedingt durch die heftigen Rückenschmerzen seiner Frau lernte er eine einfache und äußerst wirksame Methode kennen, um Menschen bei der Überwindung ihrer Angst vor dem Zahnarzt zu helfen. Nach einer *Touch for Health*-Sitzung konnte seine Frau sich zum erstenmal seit zwei Jahren so tief bücken, daß ihre Hände die Zehen berührten. Thornton besorgte sich ein Buch über *Touch for Health*, vertiefte sich in die Arbeit und machte eine Ausbildung zum Lehrer. Während dieser Zeit stieß er auf Dr. Roger Callahans Arbeit mit Phobien, und nun behandelt er seine ängstlichen Patienten mit Muskeltesten und Callahan-Techniken (Seite 67).

Ein Patient, der bisher immer mit Ohnmachtsanfällen und Erbrechen auf dentale Injektionen reagiert hatte, hielt sich für allergisch gegen das Betäubungsmittel. Befragung ergab, daß das Einsetzen der Ohnmacht zwischen zwei Minuten und zwei Stunden nach der Injektion schwankte.

Eine echte allergische Reaktion wäre sehr viel beständiger gewesen. Der Patient wurde also auf einfache Injektionsphobie behandelt. Zwei Tage später kam er zur Behandlung des Zahnabszeßes wieder, der sein eigentliches Problem war. Eine Testinjektion erzeugte keine allergische Reaktion, und die Behandlung wurde fortgesetzt. Der Zahn erwies sich jedoch als nur halb betäubt, und sobald der Patient Schmerz empfand, fiel er in Ohnmacht, obwohl er flach auf dem Rücken lag. Als er wieder zu Bewußtsein kam, war ihm übel. Brian schloß daraus, daß der Patient auf eine ganze Reihe von zahnärztlichen Verfahren phobisch reagierte. Weitere Behandlung mit Callahans Phobienklopfen beseitigte alle Ängste des Patienten vor zahnärztlichen Behandlungen. Besuchen beim Zahnarzt sieht er jetzt entspannt und zuversichtlich entgegen.

Richard Sudworth wendet *Applied Kinesiology* seit mehreren Jahren in seiner Praxis an, um nicht nur die Zähne zu behandeln, sondern den ganzen Menschen. Was er praktiziert, kann als holistische Zahnheilkunde bezeichnet werden. Richard setzt Kinesiologie vor allem dann ein, wenn es darum geht, Probleme mit der Ernährung oder der Struktur zu erkennen, oder wenn die Möglichkeit einer Allergie gegen das Quecksilber in Amalgamfüllungen besteht. Er schreibt:

Die Beziehung des Kiefergelenks zum übrigen Skelett ist von größter Bedeutung. Was sich im Kiefergelenk abspielt, steht in Verbindung mit Struktur und Funktion des Nackens und des unteren Rückens. Kinesiologie kann eine Fehlstellung im Kiefergelenk sondieren und korrigieren, und sie bietet die einzige Möglichkeit, ständig und genau die physiologische Position zu ermitteln, mit der der Patient sich besser fühlt und optimal funktioniert.

Diese Behandlungsmethode wird bei Patienten angewendet, die sich über Kopfschmerzen beklagen, über absonderliche Schmerzen sowie über einen allgemeinen Mangel an Wohlbefinden und, was am heikelsten ist, bei den Patienten, die das Gefühl haben, als Simulanten zu gelten und im Stich gelassen worden zu sein. Kinesiologie wird eingesetzt, um herauszufinden, welche Art von Behandlung, welche Nahrungsmittel, welche Zahnfüllungsmaterialien und so weiter für den Patienten die besten sind.

WIE GEHT ES WEITER?

Die Ausbildung in *Applied Kinesiology* (Seite 30) und in Klinischer Kinesiologie (Seite 135) steht nur Berufstherapeuten mit medizinischer Vorbildung offen, während die Ausbildung in *Touch for Health* und den meisten der ab Seite 107 beschriebenen Richtungen jedem zugänglich ist. *Touch for Health* umfaßt viele der ursprünglich aus *Applied Kinesiology* stammenden Konzepte und bietet daher eine solide Grundausbildung in Kinesiologie. *TFH* ist eine Vorbedingung für einige, aber nicht für alle Richtungen der Kinesiologie.

Ich hoffe, daß es mir mit diesem Buch gelungen ist, Ihnen zu erläutern, was Kinesiologie ist und wie sie wirkt, und daß Sie ein klareres Verständnis davon gewonnen haben, wie und warum Ihr Körper auf Ihre Lebensweise und die Belastungen reagiert, die Sie ihm Tag für Tag aufbürden. In einem dünnen Buch wie diesem ist es nicht möglich, irgendeinen Bereich wirklich ausführlich zu behandeln. Dennoch hoffe ich, daß die „Kostproben" Sie auf den Geschmack gebracht haben. Vielleicht möchten Sie die Kinesiologie näher kennenlernen, weil Sie ein gesundheitliches Problem haben. Vielleicht sind Sie Arzt oder Heilpraktiker und möchten Ihre Fertigkeiten erweitern oder durch das Lesen weiterer Bücher oder die Teilnahme an dem einen oder anderen Kurs Ihr Wissen vermehren. Was immer Ihr Anliegen sein mag, ich wünsche Ihnen eine gute Reise.

WEITERFÜHRENDE LITERATUR

Andrews, Elisabeth: *Muskel-Coaching. Angewandte Kinesiologie in Sport und Therapie*, Verlag für Angewandte Kinesiologie, Freiburg 1993

Asjes, Ellen: *Heilende Öle und Essenzen. Aromatherapie leicht gemacht*, Aurum, Braunschweig, 3. Aufl. 1993

Barnard, Julian u. Martine: *Das Bach-Blüten-Wunder*, W. Heyne, München 1989

Blakeslee, Thomas R.: *Das rechte Gehirn. Das Unbewußte und seine schöpferischen Kräfte*, Aurum, Braunschweig, 4. Aufl. 1992

Brennan, Barbara Ann: *Licht-Arbeit. Das große Handbuch der Heilung mit körpereigenen Energiefeldern*, Goldmann, München, Neuaufl. 1993

Brennan, Barbara Ann: *Licht-Heilung. Die Aura im Gesundungsprozeß – Anleitung zur Selbstheilung*, Goldmann, München 1994

Callahan, Roger: *Der unwiderstehliche Drang. Süchte – und was Sie dagegen tun können*, Verlag für Angewandte Kinesiologie, Freiburg 1991

Connelly, Diane: *Traditionelle Akupunktur. Das Gesetz der fünf Elemente*, B. Kähler-Endrich, Heidelberg, 2. Aufl. 1988

Da Silva, Kim/Rydl, Do-Ri: *Kinesiologie. Das Wissen um die Bewegungsabläufe in unserem Körper*, Droemer Knaur, München 1993

Dennison, Paul u. Gail: *EK für Kinder. Das Handbuch der Edu-Kinestetik für Eltern, Lehrer und Kinder jeden*

Alters, Verlag für Angewandte Kinesiologie, Freiburg, 9. Aufl. 1994

Dennison, Paul u. Gail: *Brain-Gym,* Verlag für Angewandte Kinesiologie, Freiburg, 5. Aufl. 1994

Diamond, John: *Der Körper lügt nicht,* Verlag für Angewandte Kinesiologie, Freiburg, 10. Aufl. 1994

Diamond, John: *Lebensenergie in der Musik* (3 Bde.), Verlag für Angewandte Kinesiologie, Freiburg 1991

Edwards, Betty: *Garantiert Zeichnen lernen. Das Geheimnis der rechten Hirn-Hemisphäre und die Befreiung unserer schöpferischen Gedanken,* Rowohlt, Reinbek 1982

Gach, Michael R.: *Zehn Wege zu zehnmal mehr Energie,* Aurum, Braunschweig 1991

Garion-Hutchings, Nigel & Susan: *Der neue Homöopathie-Führer für die ganze Familie,* Aurum, Braunschweig 1995

Goodrich, Janet: *Natürlich besser sehen,* Verlag für Angewandte Kinesiologie, Freiburg, 5. Aufl. 1994

Hay, Louise: *Heile Dein Leben* (Toncass.), mvg, München, 3. Aufl. 1992

Kendal, Florence P./Kendal McCreary, Elisabeth K.: *Muskeln – Funktionen und Test,* G. Fischer, Stuttgart, 2. Aufl. 1988

La Tourelle, Maggie/Courtenay, Anthea: *Was ist Angewandte Kinesiologie?,* Verlag für Angewandte Kinesiologie, Freiburg, 2. Aufl. 1994

Müller, Beatrice C./Köpfer, Siegfried: *Blütenbilder-Seelenbilder. 39 Bach-Blüten-Farbfotokarten mit Anleitungsbuch,* Aurum, Braunschweig, 7. Aufl. 1995

Rochlitz, Steven: *Die fehlende Dimension: Energiebalance. Mit Kinesiologie gegen Allergien und Candida,* Droemer Knaur, München, Neuaufl. 1992

Salajan, Ioanna/Cornelissen, Sita: *Bach-Blütentherapie: Zubereitungen und Anwendungen*, Aurum, Braunschweig, 6. Aufl. 1994

Schasfoort-Spanbroek, Coby: *Den Streß genießen. Streßreduktion durch Edu-Kinestetik*, Aurum, Braunschweig 1993

Schwarz, Aljoscha A./Schweppe, Ronald P.: *Reflexzonenmassage für Gesundheit und Wohlbefinden*, Aurum, Braunschweig 1994

Scott, Jimmy: *Allergie und der Weg, sich in wenigen Minuten zu heilen*, Verlag für Angewandte Kinesiologie, Freiburg, 3. Aufl. 1993

Stokes, Gordon/Whitesite, Daniel: *One Brain – Workshop-Buch. Korrektur legasthenischer Lernstörungen und Gehirnintegration*, Verlag für Angewandte Kinesiologie, Freiburg, 3. Aufl. 1994

Thie, John F.: *Gesund durch Berühren / Touch for Health. Eine neue ganzheitliche Methode zur Aktivierung des natürlichen und seelischen Gleichgewichts*, Sphinx, Basel, 10. Aufl. 1994

Topping, Wayne: *Stress Release*, Verlag für Angewandte Kinesiologie, Freiburg, 4. Aufl. 1993

Topping, Wayne: *Körperenergien in der Balance. Muskeltests für die 8 Extra-Meridiane*, Verlag für Angewandte Kinesiologie, Freiburg 1988

Williams, Tom: *Was das Qi zum Fließen bringt. Grundlagen und Methoden der Traditionellen Chinesischen Medizin*, Aurum, Braunschweig 1996

Wills, Pauline: *Wie Farben heilen*, Aurum, Braunschweig 1994

Wirhed, Rolf: *Sport – Anatomie und Bewegungslehre*, F.K. Schattauer, Stuttgart, 2. Aufl. 1988

ADRESSEN

DGAK
Deutsche Gesellschaft für Angewandte Kinesiologie e.V.
Zasiusstraße 67, D-79102 Freiburg
Tel. 0761 – 70 96 94
Fax 0761 – 70 63 84

IKC
International Kinesiology College
Postfach 3347, CH-8031 Zürich
Tel. 0041 – 1 – 2 72 45 15

AAK
Akademie für Angewandte Kinesiologie
A-8362 Kräuterdorf Söchau
Tel. 03387 – 32 10
Fax 03387 – 32 12

Weitere Adressen von Instituten und Organisationen für Kinesiologie in Europa, Kanada und den USA erfahren Sie auf Anfrage vom Verlag. Im Rahmen unserer Möglichkeiten geben wir auch Auskunft über Vertreter der verschiedenen Richtungen innerhalb der Kinesiologie.

Aurum Verlag
Georg-Westermann-Allee 66
38104 Braunschweig
Tel. 0531 – 708 791
Fax 0531 – 708 706

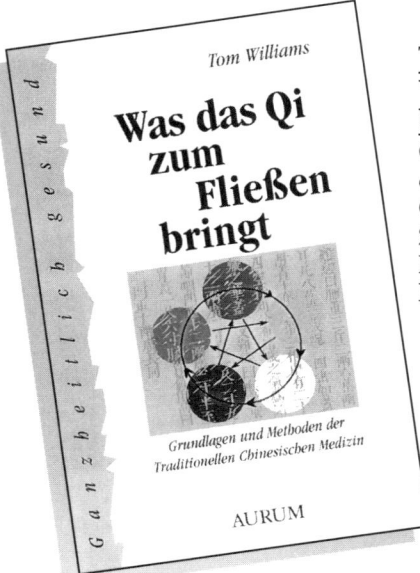

Tom Williams

Was das Qi zum Fließen bringt

Grundlagen und Methoden
der Traditionellen
Chinesischen Medizin
224 Seiten mit 32 S/w-Abb.,
kart.
ISBN 3-591-08382-8

Therapieverfahren aus der chinesischen Medizin erfreuen sich im Westen ständig zunehmender Beliebtheit - und doch bleibt die Frage vieler Patienten: Warum funktioniert das alles? Diese umfassende Einführung in das Welt- und Menschenbild der chinesischen Medizin beantwortet diese Frage in einer Sprache, die nirgendwo voraussetzt, daß der Leser medizinisch vorgebildet ist oder sich bereits mit chinesischer Philosophie beschäftigt hat.

Aus dem Inhalt: Die Grundprinzipien der chinesischen Medizin / Der Aufbau des menschlichen Körpers / Das Meridiansystem / Das Zang Fu System oder die Organe des Körpers / Ungleichgewichte und ihre Ursachen / Diagnose- und Behandlungsmöglichkeiten / Adressen

AURUM VERLAG · BRAUNSCHWEIG

So macht Lernen Spaß

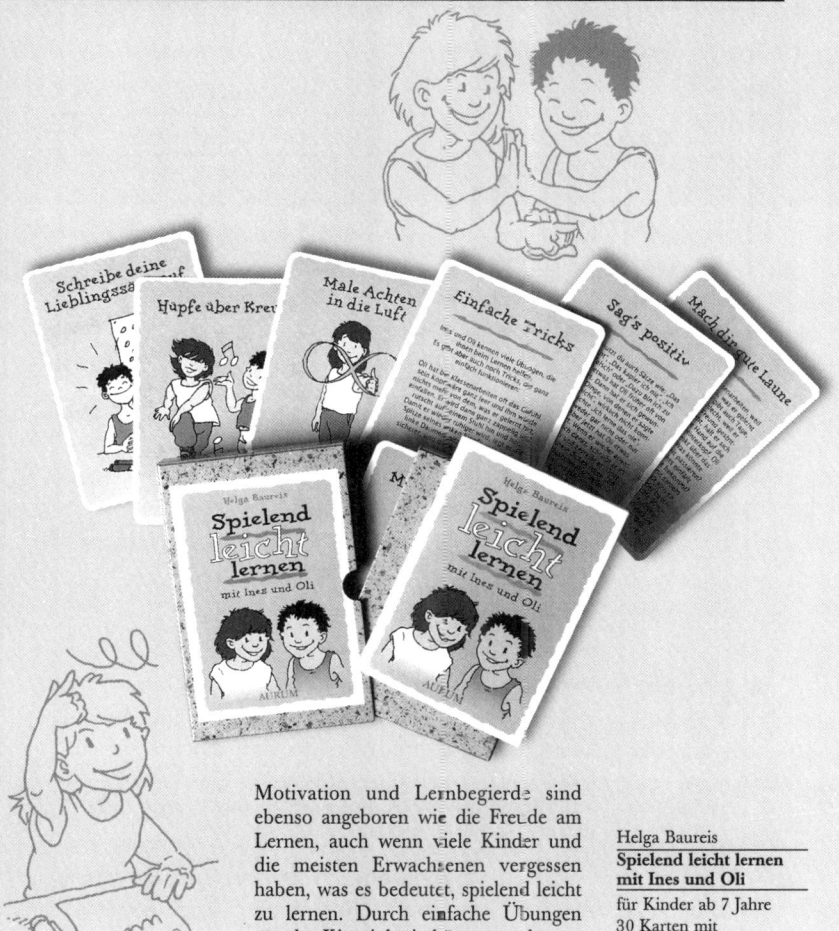

Motivation und Lernbegierde sind ebenso angeboren wie die Freude am Lernen, auch wenn viele Kinder und die meisten Erwachsenen vergessen haben, was es bedeutet, spielend leicht zu lernen. Durch einfache Übungen aus der Kinesiologie können verborgene Potentiale freigesetzt und nutzbar gemacht werden.

Der spielerische Umgang mit den Karten hilft Kindern, die Verantwortung für ihr Lernen selbst zu übernehmen. So verwandelt sich Lernstreß in Lernspaß.

Helga Baureis ist Kinesiologin in eigener Praxis und arbeitet seit Jahren sehr erfolgreich mit Kindern, die unter Lernschwierigkeiten und mangelndem Selbstbewußtsein leiden.

Helga Baureis
Spielend leicht lernen mit Ines und Oli
für Kinder ab 7 Jahre
30 Karten mit
Beiheft im Schuber
DM 25,-
ISBN 3-591-08405-0

AURUM VERLAG · BRAUNSCHWEIG

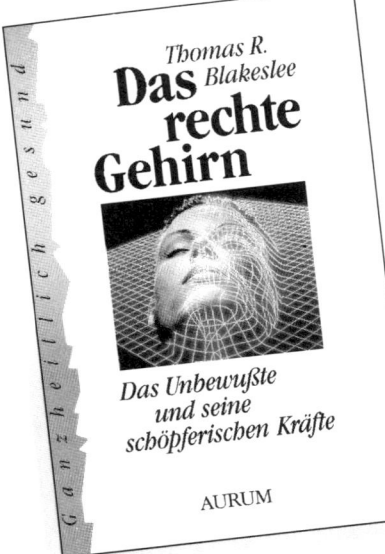

Thomas R. Blakeslee

Das rechte Gehirn

276 Seiten mit 22 S/w-
Abbildungen, kartoniert
ISBN 3-591-08301-1

Warum haben manche Menschen einen natürlichen Instinkt für etwas und andere nicht? Warum fallen uns kreative Lösungen manchmal wie aus dem Nichts zu? Warum setzt unser Körper seinen eigenen Willen durch, wenn es um sportliche oder sexuelle Aktivitäten geht? Experimente mit Patienten, deren Gehirnhälften voneinander getrennt wurden, erbrachten den Beweis für die funktionelle Eigenständigkeit beider Gehirnhemisphären – mit einem Unterschied: Die Leistung der rechten Hemisphäre wird traditionell geringer erachtet als die der linken. Links nämlich wird verbalisiert, rational gedacht und geurteilt. Rechts ist der Sitz des „unbewußten Geistes", der sensorischen Bilder, der Kreativität. Der Grad der Koordination beider Gehirnhemisphären entscheidet über das Bewußtsein, über Dynamik und Kontaktfähigkeit des Menschen.

AURUM VERLAG · BRAUNSCHWEIG